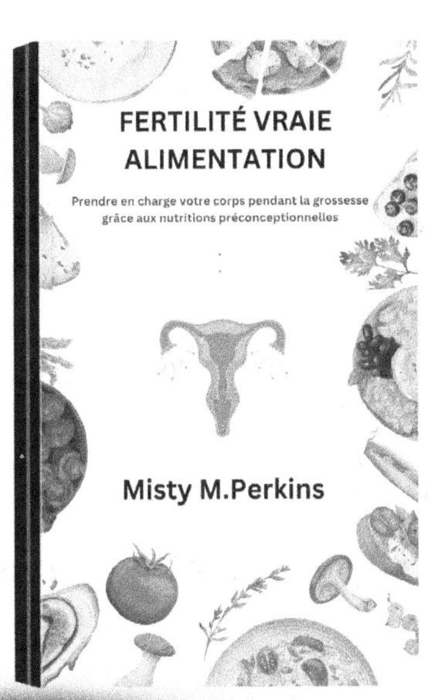
FERTILITÉ VRAIE
ALIMENTATION
Prendre en charge votre corps pendant la grossesse
grâce aux nutritions préconceptionnelles
Misty M.Perkins

FERTILITÉ VRAIE ALIMENTATION

Prendre en charge votre corps pendant la grossesse grâce aux nutritions préconceptionnelles.

Misty M. Perkins

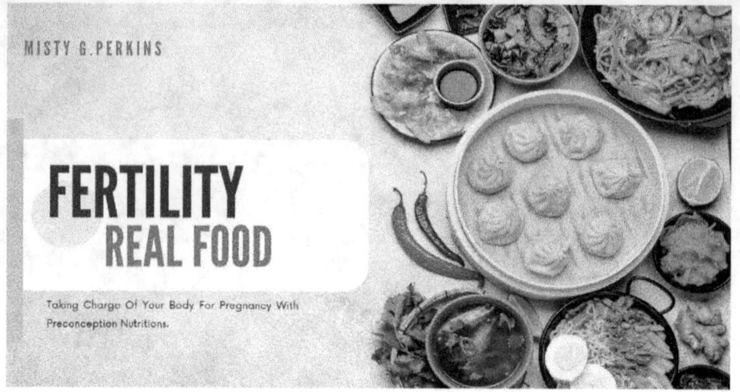

DROITS D'AUTEUR

Droits d'auteur ©Misty M.Perkins

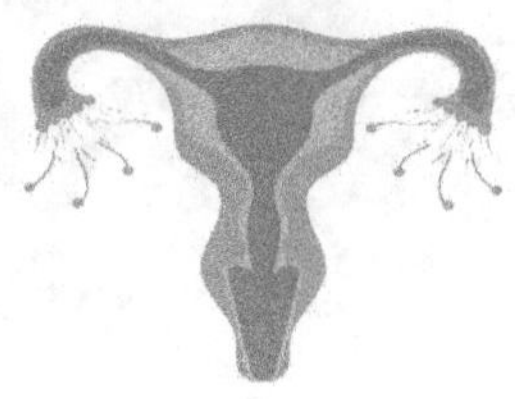

CONSULTATION GRATUITE
PAR COURRIEL

Nous apprécions que vous ayez décidé d'utiliser notre livre pour démarrer votre chemin de fertilité. Nous apprécions beaucoup votre confiance et votre soutien, qui comptent pour nous.

Nous aimerions vous offrir une chance spéciale en guise de remerciement.

Nous sommes heureux de vous proposer une consultation approfondie par courrier électronique au cours de laquelle nous pouvons discuter de toutes les questions ou difficultés que vous pourriez rencontrer tout en mettant en pratique le principe commun du livre.

Vous pouvez nous joindre par e-mail à jj870496@gmail.com et nous vous répondrons personnellement dans moins d'une journée.
Veuillez noter que seules les personnes ayant acheté ce livre sont éligibles à cette consultation gratuite.

Nous souhaitons vous remercier encore une fois du fond du cœur pour votre soutien et sommes impatients de vous aider tout au long de votre parcours de fertilité.

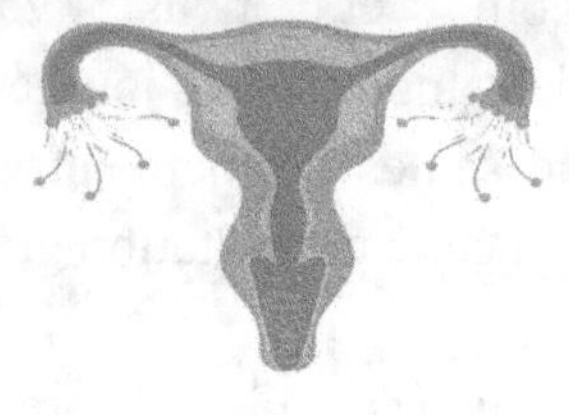

DÉVOUEMENT

Aux âmes qui veulent voir les merveilles de la création,

Ce livre est plus qu'un simple livre de recettes ou un guide nutritionnel strict. C'est un coup de pouce, une lueur d'optimisme parmi le mystère qui entoure les parcours de fertilité. C'est pour ceux qui ont vécu l'angoisse d'une crèche vide, la douleur des espoirs non réalisés et le besoin silencieux de tourner la page.

Ce livre accompagne les personnes qui sont entrées dans le monde labyrinthique des traitements de reproduction, naviguant entre les aiguilles et les médicaments avec un optimisme inébranlable. Non seulement vous trouverez ici des conseils diététiques, mais vous trouverez également une reconnaissance compatissante de vos défis, une célébration de votre ténacité et un rappel que nourrir va au-delà de l'assiette.

Ce livre est une invitation aux personnes qui recherchent la connaissance de l'abondance de la nature et explorent les itinéraires naturels. Nous explorons le langage puissant de la vraie nourriture et comment elle peut soutenir et nourrir votre corps afin de maximiser votre capacité de reproduction. C'est un appel à vous responsabiliser via des décisions conscientes et un lien plus étroit avec votre bien-être plutôt qu'une garantie de miracles du jour au lendemain.

Ce livre est une lueur d'espoir pour tous ceux qui luttent contre les voix négatives et douteuses. Il sert à rappeler votre force naturelle, l'incroyable potentiel de votre corps et le potentiel de transformation des soins personnels. C'est un gentil rappel de faire confiance aux opportunités qui s'offrent à vous et une confirmation de vos sentiments.

J'espère que ce livre vous apportera consolation, sagesse et une lueur d'espoir tout au long de votre chemin. Rappelez-vous que vous n'êtes pas seul. Vous êtes compétent, méritant et digne du miracle que vous espérez.

Avec compassion et encouragements,

Misty G. Perkins

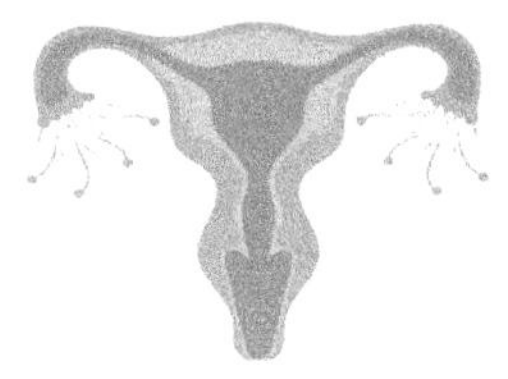

MON EXPÉRIENCE PERSONNELLE AVEC L'INFERTILITÉ

Mes deux lignes roses étaient une moquerie. Après des mois de relevés minutieux, de tests d'ovulation et de relevés de température, une blague indésirable. Mes fantasmes aux couleurs vives de rire et de petits doigts se sont évanouis dans une cruelle réalité : l'infertilité sans cause connue.

"Nous ne trouvons pas de raison", a déclaré le médecin, résonnant dans mes pensées comme un rappel quotidien du mur impénétrable qui me sépare de mon plus grand désir. Avec l'optimisme vide de chaque séance et l'arôme antiseptique du désinfectant, la stricte stérilité de la clinique de FIV semblait comme une seconde maison. Aiguillesest devenu mon des acolytes indésirables, chaque piqûre est une petite trahison.

Les platitudes d'amis bien intentionnés mais ignorants font mal comme le sel sur une plaie ouverte. Ils disaient : « Détendez-vous ! » sans reconnaître la pression qui s'enroulait comme un serpent vorace à l'intérieur de moi. Je me suis tourné vers l'intérieur, cherchant du réconfort dans les expériences partagées et les petits succès d'étrangers combattant le même ennemi invisible sur les forums Internet.

Une lueur d'espoir apparut un jour : « la nourriture de fertilité ». J'y suis entré avec le cynisme de quelqu'un qui se noie et s'accroche à une paille. Ma cuisine a changé, avec des légumes colorés remplaçant les plats cuisinés du commerce et des épices exotiques ajoutant une promesse étrangère à l'air. La cuisine est devenue un rituel, une méditation sur l'amour du corps que je m'étais engagé à guérir.

Le chemin était dangereux. Des larmes mêlées au curcuma, un optimisme presque noyé dans le chagrin. Les résultats négatifs des tests ont été comme des coups dans les tripes, affaiblissant ma volonté déjà mince avectout le monde. Mais une étincelle brillait dans l'obscurité. Pendant les moments calmes, j'ai trouvé une force que je ne connaissais pas en me nourrissant de nourriture et d'auto-compassion.

Un matin pourtant, un nouveau poids me tomba sous la main. Le battement régulier d'un pouls sur l'écran, pas le plastique d'un examen. Cette fois, des larmes de joie coulèrent sur mes joues. Cela a été un long chemin rempli de chagrin et de doutes, mais à la fin, je me suis senti plus fort et plus proche de mon corps et de l'amour inébranlable de mon partenaire.

Mon miracle n'était pas sur un plateau d'argent, mais niché dans la paume de mon nouveau corps modifié. Pas la vie que je portais, mais la vie que jeredécouvert à l'intérieur, c'était le plus beau cadeau. Les blessures sont toujours là, rappelant les luttes endurées, mais elles sont désormais tissées dans le tissu de mon rôle parental et me rappellent de manière poignante que les voyages les plus significatifs commencent souvent dans les recoins les plus profonds de notre cœur.

Et je marmonne : « Merci, mon fort », en serrant mon enfant dans mes bras, une histoire d'amour écrite dans la souffrance et l'espoir. Tu m'as fait réaliser que j'étais toujours un miracle. »

BIOGRAPHIE DE L'AUTEUR

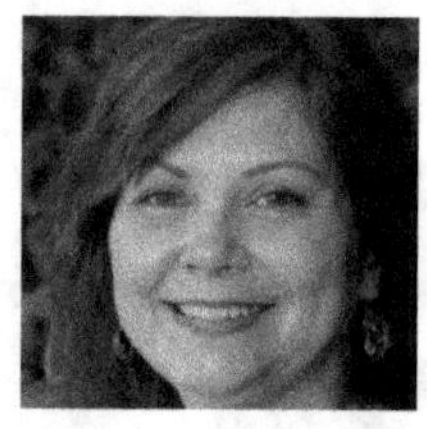

La diététiste Misty M. Perkins est une fervente partisane de permettre aux gens de prendre des décisions alimentaires éclairées. Elle a consacré sa vie professionnelle à aider les individus à maximiser leur santé et leur bien-être grâce à des techniques fondées sur des preuves et à un coaching individualisé, et elle possède des années d'expertise dans le domaine.

Misty a terminé une formation spécialisée en nutrition de fertilité et possède une maîtrise en nutrition. Elle dirige désormais un cabinet privé prospère et donne régulièrement des conférences lors de conférences et de séminaires, éclairant ainsi les personnes et les professionnels de la santé sur les effets profonds de l'alimentation sur la santé, y compris sur la fertilité.

Misty est une personne gentille qui souhaite vraiment aider les individus dans leur cheminement personnel, même en dehors de ses efforts professionnels. Son travail démontre sa nature compatissante et son engagement à fournir des informations claires et utiles. Elle est consciente des difficultés et des complications liées à la conception.

Inspirée pour transmettre ses connaissances et donner aux autres les moyens de prendre le contrôle de leur santé reproductive, Misty a écrit « Le vrai livre de recettes pour les femmes enceintes : une approche efficace de la vraie nutrition pendant la grossesse ». Son expertise scientifique et sa conscience approfondie des besoins de chaque personne sont combinées dans ce livre pour fournir un manuel complet et inspirant pour maximiser la fertilité via des techniques de bien-être holistiques et une alimentation consciente.

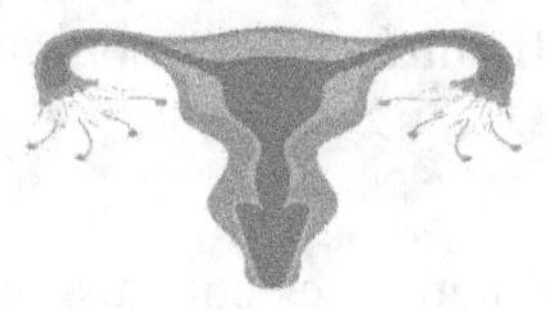

FERTILITÉ VRAIE ALIMENTATION

Prendre en charge votre corps pendant la grossesse grâce aux nutritions préconceptionnelles.

Misty M. Perkins

TABLE DES MATIÈRES

Chapitre 4 : Aliments stimulant la fertilité : la boîte à outils de la nature pour la conception

Les grains entiers et leur importance pour la fertilité

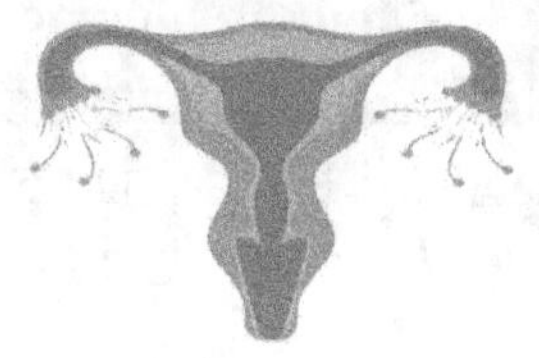

AVANT-PROPOS

Fonder une famille est une entreprise très intime et parfois difficile. C'est plein d'espoir, d'enthousiasme et parfois de difficultés. Vous découvrirez l'incroyable potentiel de « La boîte à outils de la nature » pour la fertilité dans ce livre édifiant.

Ce livre n'est pas seulement une liste d'aliments et de leurs nutriments. Il explore les mécanismes complexes de votre corps, exposant le réseau interdépendant d'hormones, la santé de vos ovules et de vos spermatozoïdes, ainsi que la fonction essentielle des repas complets. Vous pouvez contribuer activement à maximiser votre fertilité et à favoriser un environnement propice à la conception en maîtrisant ces éléments essentiels.

Les auteurs fournissent des conseils utiles et des connaissances factuelles en raison de leur expérience et de leur désir sincère d'aider les autres dans leur parcours reproductif. En simplifiant des idées scientifiques difficiles en termes compréhensibles, ils vous permettent de prendre des décisions éclairées concernant votre alimentation et votre mode de vie.

Ce livre est plus qu'un simple ensemble de directives strictes ou une compilation de recettes. Il sert d'ami, de mentor et de source d'inspiration. Il vous exhorte à adopter une perspective holistique sur la conception, en soulignant la valeur de la réduction du stress, d'une alimentation consciente et du bien-être général.

Ce livre fournit une analyse perspicace et des recommandations pratiques à toute personne cherchant à améliorer sa santé, qu'elle essaie activement de concevoir, qu'elle envisage de fonder une famille, ou les deux. Cela vous rappelle que la nature vous a déjà donné un ensemble d'outils efficaces pour réussir et vous donne la confiance et les connaissances nécessaires pour prendre le contrôle de votre parcours reproductif.

Alors que vous parcourez le chemin passionnant qui mène à fonder une famille, je souhaite que vous fouilliez dans ces pages, que vous adoptiez les connaissances contenues ici et que vous vous lanciez dans un voyage de découverte de soi et d'autonomisation.

Misty M. Perkins
Fertilité Vraie nourriture

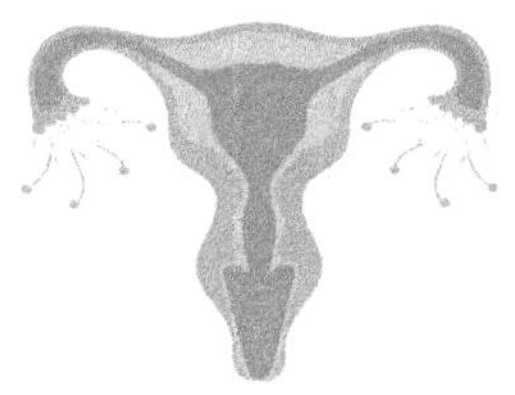

INTRODUCTION

Embrasser le voyage : pourquoi les vrais aliments sont importants pour la fertilité

Le chemin vers la parentalité peut être passionnant et plein d'attentes, mais il peut aussi présenter des difficultés, comme des problèmes de fertilité. Souvent, la signification de la « vraie nourriture » occupe une place centrale dans cette recherche de conception. Mais pourquoi précisément notre alimentation a-t-elle un impact si important sur la santé de notre fertilité ?

Voici quelques arguments principaux expliquant pourquoi manger de vrais aliments affecte la fertilité :

1. Établir les bases de la nutrition :

Nutriments essentiels : Le corps a besoin de vitamines, de minéraux, d'antioxydants et de graisses saines pour une santé reproductive optimale, que l'on trouve dans les vrais aliments, qui sont abondants dans les grains entiers, les fruits, les légumes, les légumineuses et les viandes maigres. Ces nutriments soutiennent la santé générale, la qualité des spermatozoïdes et des ovules ainsi que l'équilibre hormonal.
carences en nutriments : D'un autre côté, les repas transformés sont riches en sucres ajoutés, en graisses nocives et en glucides raffinés, et sont souvent déficients en ces éléments essentiels. Ces insuffisances peuvent interférer avec l'ovulation, perturber l'équilibre hormonal et nuire à la qualité du sperme.

2. Encourager les hormones d'équilibre :

Régulation hormonale : les vrais aliments jouent un rôle majeur dans la régulation d'hormones reproductrices importantes telles que la testostérone, les œstrogènes et l'insuline. Ces hormones sont essentielles à la production de spermatozoïdes, à l'ovulation et à un cycle menstruel normal.
Réduire les perturbations : les aliments transformés peuvent provoquer des déséquilibres hormonaux

entraînant des règles irrégulières, le syndrome des ovaires polykystiques (SOPK) et même une baisse du nombre de spermatozoïdes. Cela est dû à leur indice glycémique élevé et à leurs qualités inflammatoires.

3. Promouvoir la santé des spermatozoïdes et des ovules :

Éléments constitutifs de la reproduction : Une alimentation nutritive fournit les éléments constitutifs nécessaires à la formation d'ovules et de spermatozoïdes sains. Le zinc, les acides gras essentiels, le folate et d'autres nutriments favorisent la motilité saine des spermatozoïdes, l'intégrité de l'ADN et la division cellulaire.
Résoudre les carences : des quantités insuffisantes de ces nutriments essentiels peuvent avoir un effet néfaste sur la qualité des œufs, entraînant ainsi une diminution des risques de fécondation et de fausse couche. De même, des défauts dans la motilité, la morphologie et le nombre des spermatozoïdes peuvent rendre la conception plus difficile.

4. Contrôler l'inflammation et le poids :

Maintenir un poids santé : Manger de vrais aliments vous aide à maintenir un poids santé, essentiel à la fertilité. L'insuffisance pondérale peut affecter la régularité des menstruations et la qualité des ovules produits, tandis que l'obésité peut interférer avec l'ovulation et la synthèse hormonale.

Minimiser l'inflammation : De nombreux problèmes de reproduction ont été liés à une inflammation chronique. Les vrais aliments peuvent réduire l'inflammation et améliorer l'environnement propice à la conception, car ils sont riches en nutriments dotés de propriétés anti-inflammatoires.

5. Bien-être général et santé :

Améliorer la santé générale : manger de vrais aliments nourrit le corps dans son ensemble, améliorant ainsi la santé et le bien-être général. Une immunité plus forte, une meilleure gestion des maladies chroniques et des niveaux d'énergie plus élevés en sont quelques exemples, et ils peuvent tous avoir un effet favorable sur la fertilité.

Soutenir une grossesse saine : Vous pouvez préparer votre corps à une grossesse saine et fournir à votre bébé en pleine croissance la meilleure nutrition possible en établissant une base d'excellente nutrition via de vrais aliments.

En résumé, accepter une nourriture authentique implique bien plus que simplement satisfaire la faim. Il vous donne la possibilité de prendre en charge votre santé reproductive, d'augmenter vos chances de tomber enceinte et d'ouvrir la porte à une grossesse et à une famille heureuses et saines. Vous pouvez alimenter votre corps, votre esprit et votre potentiel reproductif en faisant de véritables repas complets une priorité. Cela jette les bases d'un cheminement heureux et enrichissant vers la parentalité.

Une feuille de route vers une fertilité optimale : parcourir votre livre

Fonder une famille peut être une aventure passionnante et parfois intimidante. Les problèmes de fertilité peuvent compliquer encore plus ce chemin. Mais vous pouvez maximiser votre fertilité et augmenter vos chances de réaliser votre désir de fonder une famille en étant proactif et en adoptant une stratégie globale.

Cette feuille de route vous fournit des repères importants et des actions réalisables pour vous aider à naviguer dans votre parcours reproductif :

1. Être conscient de votre fertilité

Connaissez vos règles : Familiarisez-vous avec les différentes étapes et le moment de l'ovulation de la période menstruelle. Suivez votre cycle et déterminez votre fenêtre viable en utilisant des techniques de sensibilisation à la fertilité telles que l'observation de la glaire cervicale ou le suivi de la température basale du corps.

Consulter un professionnel : Prenez rendez-vous pour une consultation avec un spécialiste en santé reproductive dans le domaine médical. Ils peuvent répondre à toutes vos questions, évaluer votre situation particulière et vous proposer des suggestions personnalisées.

2. Création de la Banque de la Fertilité :

Adoptez un régime alimentaire riche en nutriments : donnez la priorité aux aliments entiers et non transformés comme les fruits, les légumes, les grains entiers, les légumineuses et les protéines maigres par rapport aux aliments transformés. Les vitamines, minéraux et antioxydants essentiels contenus dans ces aliments nourrissent votre corps et favorisent une reproduction saine.

Suppléments préconceptionnels à considérer : Discutez avec votre médecin de la possibilité d'inclure des vitamines préconceptionnelles dans votre régime. Ces suppléments peuvent aider les deux couples en comblant les éventuelles carences en vitamines et en offrant une aide supplémentaire.

3. Faire fonctionner votre style de vie :

Gérer le stress : Un stress prolongé peut avoir un effet néfaste sur l'équilibre hormonal et la santé générale. Pour gérer efficacement votre stress, essayez des méthodes de réduction du stress comme le yoga, la méditation ou le temps passé dans la nature.

Fixer les priorités. Sommeil : essayez de bien dormir sept à huit heures chaque nuit. Dormir suffisamment est essentiel à la régulation hormonale et à la promotion de la santé en général, deux éléments essentiels à la fertilité.

Gardez votre poids sous contrôle : Un poids insuffisant ou un surpoids peut avoir un impact sur votre capacité à concevoir. Établissez une fourchette de poids santé et utilisez des techniques de contrôle du poids à long terme en collaboration avec votre professionnel de la santé.

Réduisez votre exposition aux toxines : réduisez votre exposition aux polluants présents dans l'environnement, tels que la fumée de cigarette, la trop grande quantité d'alcool et certains produits chimiques présents dans les articles ménagers. Ces poisons peuvent potentiellement perturber l'équilibre hormonal et nuire aux spermatozoïdes.

4. Surmonter les obstacles :

Intervention précoce : demandez une évaluation professionnelle si vous essayez de concevoir depuis un an sans succès (ou six mois si vous avez plus de 35 ans). Vos chances de succès pourraient être augmentées en abordant toutes les préoccupations sous-jacentes possibles grâce à un diagnostic et une action précoces.

Étude des options de traitement : Il peut exister un certain nombre de thérapies de fertilité disponibles, en fonction de votre situation particulière. Discutez de ces alternatives avec votre médecin pour trouver le meilleur plan d'action pour vous.

5. Maintenir l'aide et favoriser la résilience :

Connectez-vous avec les autres : demandez de l'aide à votre conjoint, à votre famille, à vos amis ou à des groupes de fertilité en ligne. Se connecter avec d'autres personnes qui suivent un chemin similaire et partager vos expériences peut fournir des conversations enrichissantes ainsi qu'un soutien émotionnel.

Gardez une attitude positive : Être parent peut entraîner de nombreux obstacles, mais vous pouvez grandement améliorer votre résilience émotionnelle et votre bien-être en gardant une attitude positive et en donnant la priorité aux soins personnels.

Gardez à l'esprit que cette feuille de route n'est qu'un aperçu de base et que votre propre voyage peut être différent. Il est essentiel de collaborer étroitement avec votre professionnel de la santé pour créer une stratégie personnalisée qui prend en compte vos besoins et votre situation uniques. Vous pouvez aborder votre parcours de fertilité avec plus de confiance et augmenter vos chances d'atteindre vos objectifs de création d'une famille en adoptant une approche holistique, en accordant une grande priorité à votre santé et votre bien-être et en obtenant l'aide d'un expert si nécessaire.

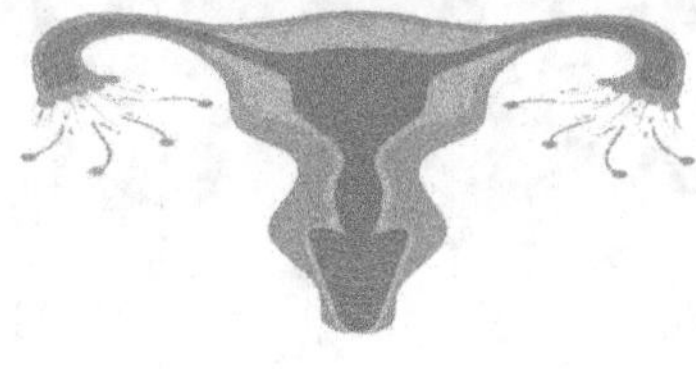

Chapitre 1

Comprendre votre fertilité : le cycle de la vie

Le cycle menstruel expliqué

Chaque mois, votre corps se prépare à la grossesse via un cycle menstruel complexe et contrôlé par les hormones. Le cycle moyen dure entre 24 et 38 jours, tandis que certaines femmes peuvent avoir des règles plus courtes ou plus longues. Les quatre étapes principales sont réparties comme suit :

Menstruation:

C'est probablement l'étape à laquelle vous pensez lorsque vous entendez le mot « règles ». Cela comprend la perte de la muqueuse utérine (endomètre), qui s'est accentuée en prévision d'une éventuelle grossesse et dure de trois à sept jours. Le vagin est le point de sortie du tissu endométrial et du sang.

Les niveaux d'œstrogène et de progestérone sont faibles à ce stade.

2. Phase du follicule :

Habituellement, cette étape dure sept à quatorze jours. Vos ovaires commencent à créer des follicules, qui sont de minuscules sacs contenant les ovules, pendant cette période.

Ces follicules poussent en réponse à l'augmentation des niveaux d'œstrogènes. Les autres reculeront tandis que le follicule dominant continuera de croître.

3. Le processus d'ovulation :

Habituellement, cette phase commence le 14e jour d'un cycle de 28 jours. Un ovule mature libéré par le follicule dominant descend dans la trompe de Fallope et pénètre dans l'utérus.

L'ovulation est provoquée par une augmentation de l'hormone lutéinisante (LH).

4. Phase du Lutéum :

C'est la phase de 14 jours, quelle que soit la durée du cycle.

La progestérone est produite par le corps jaune, qui se développe à partir du follicule vide. L'endomètre, la muqueuse de l'utérus, est prêt à accepter un ovule fécondé grâce à la progestérone.

Le corps jaune dégénère en l'absence de grossesse, ce qui diminue les taux de progestérone et d'œstrogènes. La muqueuse utérine se détache en réponse à cette baisse, signalant le début du cycle menstruel suivant.

Informations supplémentaires

Fenêtre fertile : Les cinq jours qui précèdent l'ovulation et le jour réel de l'ovulation sont généralement les périodes les plus fertiles de votre cycle.

Variations : Le temps d'ovulation et la durée du cycle peuvent varier d'une femme à l'autre et même d'un cycle à l'autre au sein d'une même femme. Le stress, la maladie et les changements dans les niveaux d'hormones sont quelques-uns des facteurs susceptibles d'affecter le cycle.

Surveiller votre cycle : savoir quand l'ovulation se produit et comment fonctionne votre cycle peut être utile, entre autres, pour la planification familiale, la sensibilisation à la fertilité et le traitement de certains troubles médicaux. Pour cela, diverses techniques peuvent être utilisées, notamment des kits de prédiction de l'ovulation, l'observation de la glaire cervicale et l'enregistrement de la température basale du corps.

N'oubliez pas que vous devez obtenir des conseils et une évaluation personnalisés auprès d'un professionnel de la santé si vous avez des règles irrégulières ou si vous avez des inquiétudes concernant votre cycle menstruel.

Méthodes de sensibilisation à la fertilité

Les méthodes naturelles de planification familiale, connues sous le nom de méthodes de sensibilisation à la fécondité (FAM), vous aident à surveiller votre cycle menstruel et à déterminer votre fenêtre fertile, ou les jours où vous êtes le plus susceptible de tomber enceinte. En surveillant et en documentant plusieurs indicateurs de fertilité, ces techniques vous permettent soit d'utiliser des mesures barrières, telles que les préservatifs, pour la contraception, soit de vous abstenir d'avoir des relations sexuelles pendant que vous êtes fertile.

Voici quelques FAM typiques :

1. Techniques basées sur le calendrier :

La méthode des jours fixes est une technique permettant de déterminer les jours fertiles qui repose sur l'idée que l'ovulation se produit à peu près à la même heure chaque mois. Cela implique de surveiller la durée de votre cycle pendant plusieurs mois et de déterminer quand devenir fertile en fonction de certains jours (généralement les jours 8 à 19 d'un cycle de 28 jours).

Technique du rythme calendaire : Cette approche, comme l'approche des jours fixes, dépend du suivi du cycle, mais elle détermine la fenêtre fertile selon un ensemble de principes différents.

2. Méthodes basées sur les symptômes :

L'approche de la glaire cervicale implique de suivre les variations de la quantité et de la consistance de la glaire cervicale tout au long de votre cycle menstruel. Votre fenêtre de viabilité est indiquée par du mucus qui devient fin, clair et glissant autour de l'ovulation.

Prenez votre température dès votre réveil chaque matin en utilisant la technique de la température basale du corps (BBT). Après l'ovulation, une légère augmentation de la température corporelle peut être le signe que vous n'êtes plus fertile.

Approche symptothermique : Pour identifier plus précisément les jours fertiles et infertiles, cette méthode combine la BBT avec l'observation des modifications de la glaire cervicale.

3. Techniques alternatives :

Méthode de position cervicale : Cette technique comprend la surveillance de la position et de la fermeté du col tout au long du cycle. Autour de l'ovulation, le col se ramollit et se soulève.

Avantages FAM :

Sans hormones et naturel : aucun médicament ni gadget n'est impliqué.

stimulant et instructif : améliore votre compréhension de votre cycle menstruel et de votre physique.

peut être utilisé pour la planification de la conception ainsi que pour la contraception.

Les inconvénients des FAM

exige maîtrise de soi et dévouement : Pour obtenir des résultats fiables, les symptômes de fertilité doivent être systématiquement suivis et observés.

Peut être difficile à comprendre et à utiliser correctement : une efficacité élevée nécessite une utilisation parfaite, ce qui peut être difficile pour certaines personnes.

Pas aussi efficace que les autres techniques de contrôle des naissances : les erreurs commises par l'utilisateur et les anomalies dans le cycle peuvent réduire considérablement l'efficacité.

Points à garder à l'esprit :

Les FAM ne conviennent pas à tout le monde. Ils peuvent ne pas convenir si vous avez du mal à vous abstenir d'avoir des rapports sexuels les jours fertiles, si vous avez des règles irrégulières ou si vous avez certains problèmes médicaux.

Pour obtenir des résultats cohérents, il est essentiel que vous maîtrisiez avec précision l'approche particulière et que vous la mettiez en œuvre régulièrement.

Pour obtenir de l'aide pour comprendre et appliquer avec succès les FAM, il peut être utile de parler à un médecin ou à un éducateur certifié en fertilité.

Bien que les FAM constituent une approche naturelle de la connaissance de la fertilité, il est essentiel d'en considérer les avantages et les inconvénients et d'en parler avec votre professionnel de la santé pour décider s'ils constituent la meilleure option pour vous.

Suivi de votre cycle pour un timing optimal

Surveiller votre cycle menstruel peut vous aider à mieux comprendre votre corps, à profiter de votre fenêtre d'opportunité pour la conception et même à atteindre vos objectifs de planification familiale. Voici comment vous pouvez bénéficier du suivi :

Les avantages du suivi de cycle

Déterminez votre fenêtre de reproduction : vous pouvez planifier les jours où vous êtes le plus susceptible de concevoir en connaissant la durée de votre cycle et l'heure de l'ovulation.

Estimez quand vos règles arriveront : grâce au suivi, vous pourrez mieux gérer vos activités quotidiennes et éviter les surprises en anticipant l'arrivée de vos règles.

Gardez un œil sur les anomalies : le suivi peut mettre en évidence des tendances et signaler toute modification ou anomalie de votre cycle pouvant nécessiter un avis médical.

Apprenez-en davantage sur votre santé : des variations périodiques peuvent indiquer des troubles médicaux sous-jacents tels que des problèmes de thyroïde ou une dérégulation hormonale. La surveillance peut vous aider à déceler tout problème dès le début.

Encouragez la planification de la fertilité : le suivi du cycle vous donne la possibilité de faire des choix éclairés en fonction des signaux de votre corps, que vous essayiez activement de concevoir ou que vous souhaitiez éviter de tomber enceinte naturellement.

Techniques de surveillance :

Applications de calendrier : une multitude d'applications pour smartphone ont été développées expressément pour surveiller les cycles menstruels. Avec l'aide de ces applications, vous pouvez facilement enregistrer vos symptômes, les dates de vos règles et d'autres données pertinentes. Vos données peuvent ensuite être utilisées pour fournir des prévisions et des informations.

Tracer votre température basale du corps (BBT) : Cette technique consiste à mesurer votre température dès que vous vous réveillez chaque matin et à l'enregistrer dans un graphique. Après l'ovulation, une légère augmentation de la température corporelle peut être le signe que vous n'êtes plus fertile.

Remarque concernant la glaire cervicale : La détermination de votre fenêtre fertile peut également être facilitée par le suivi des changements dans la quantité et la qualité de la glaire cervicale tout au long de votre cycle menstruel. Autour de l'ovulation, le mucus devient fin, transparent et lisse.

Techniques combinées : l'observation de la glaire cervicale en conjonction avec la cartographie BBT peut fournir une image plus précise de votre cycle et de votre fenêtre fertile.

Suggestions pour une surveillance efficace :

Maintenez la cohérence : conservez un enregistrement régulier des données de votre cycle, y compris le jour du début de votre cycle menstruel, tout saignement ou saignement et tout changement que vous constatez dans votre glaire cervicale.

Utilisez des outils fiables : sélectionnez une approche qui vous convient, qu'il s'agisse d'une application spécialement conçue à cet effet, d'un graphique papier ou d'un mélange des deux.

Notez les détails : gardez une trace de toute information pertinente qui va au-delà des principes fondamentaux de votre cycle, comme les changements d'humeur, la façon dont vous dormez ou la quantité d'exercice physique que vous faites.

Examiner et évaluer : examinez régulièrement vos données de surveillance pour voir les tendances, déterminer la durée de votre cycle moyen et prévoir l'ovulation et les périodes ultérieures.

Demandez conseil à un expert : consultez votre professionnel de la santé pour obtenir des conseils et une assistance personnalisés si vous avez des difficultés avec la surveillance, si vous avez des inquiétudes concernant votre cycle ou si vos règles sont irrégulières.

N'oubliez pas que suivre votre cycle est une expérience stimulante et de découverte de soi. Bien qu'il puisse s'agir d'un outil utile, il est important de comprendre que les données de surveillance ne sont pas toujours exactes et que les cycles individuels peuvent différer. En étant cohérent, patient et en obtenant le soutien d'experts lorsque cela est nécessaire, vous pouvez utiliser les connaissances acquises au cours de votre cycle pour atteindre vos propres objectifs.

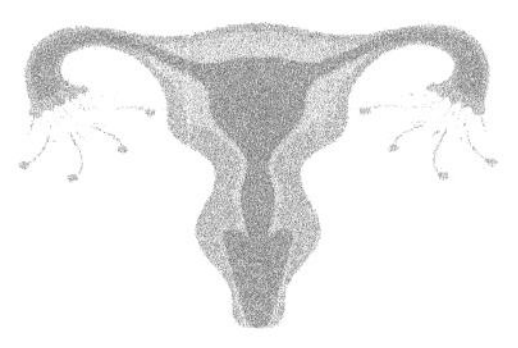

Chapitre 2

Construire la banque de fertilité : investir dans vos réserves de nutriments

Le pouvoir de la nutrition avant la conception

La nutrition avant la conception est puissante car elle peut avoir un effet majeur sur votre fertilité et sur la santé de votre enfant à l'avenir. Donner la priorité à une alimentation nutritive et riche en nutriments essentiels tôt avant la conception vous permet de :

Boostez votre ovulation :

Équilibre hormonal : un cycle menstruel sain, l'ovulation et la production de spermatozoïdes dépendent de la régulation d'hormones reproductives importantes telles que l'insuline, les œstrogènes et la testostérone, qui sont assistées par de vrais aliments. Les repas transformés peuvent perturber cet équilibre et rendre la conception plus difficile.

Qualité des ovules et des spermatozoïdes : Le développement sain des ovules et des spermatozoïdes augmente les taux de fécondation et améliore la qualité des embryons résultants. Les nutriments importants qui soutiennent ce processus comprennent le folate, le zinc, les graisses saines et les antioxydants. Des carences peuvent nuire aux deux.

Contrôle du poids : La reproduction dépend du maintien d'un poids santé. Le contrôle d'un poids santé est encouragé par une alimentation avant la conception, mais les aliments transformés entraînent souvent une prise de poids en interférant avec l'ovulation et la synthèse hormonale.

Santé globale : une alimentation équilibrée vous aide à gérer les maladies chroniques, à renforcer votre immunité et à avoir plus d'énergie, ce qui a tous un effet favorable sur votre capacité à concevoir et à maintenir un système reproducteur sain.

Avantages pour votre bébé

Développement précoce : Une alimentation saine avant la conception fournit des nutriments essentiels qui ont un impact sur des processus importants tels que le développement du cerveau et des organes du fœtus.

Diminution du risque d'anomalies congénitales : le folate, par exemple, réduit considérablement le risque de malformations du tube neural chez le bébé. D'autres nutriments réduisent le risque de difficultés d'accouchement supplémentaires et favorisent un développement placentaire sain.

Santé à long terme : La recherche indique que le régime alimentaire d'un enfant avant la conception peut avoir un impact bénéfique sur sa santé à long terme, réduisant ainsi son risque de développer des maladies chroniques comme le diabète, les maladies cardiaques et l'obésité à mesure qu'il vieillit.

Créer une base saine :

Donnez la priorité aux fruits, aux légumes, aux grains entiers, aux légumineuses, aux viandes maigres et aux graisses saines tout en vous concentrant sur les aliments entiers. Une large gamme de vitamines, de minéraux, d'antioxydants et de fibres essentiels à une bonne santé reproductive peuvent être trouvés dans ces aliments.

Réduisez votre consommation d'aliments transformés : Les aliments transformés contiennent souvent des niveaux excessifs de mauvaises graisses, de sucres ajoutés, de glucides transformés et de nutriments essentiels manquants. Ceux-ci peuvent perturber l'équilibre hormonal et entraîner un certain nombre de problèmes de santé pouvant affecter la fertilité.

Suppléments préconceptionnels à considérer : Discutez avec votre médecin de la possibilité d'inclure des vitamines préconceptionnelles dans votre régime. Ces suppléments peuvent aider les deux couples en comblant les éventuelles carences en vitamines et en offrant une aide supplémentaire.

N'oubliez pas que la nutrition avant la conception consiste à investir dans votre santé et votre bien-être globaux, ouvrant ainsi la voie à une conception, une grossesse et un avenir réussis pour votre enfant. Il ne s'agit pas seulement de se préparer au mariage. Vous vous donnez les moyens de prendre en charge votre fertilité et de créer les conditions d'une famille heureuse en adoptant une alimentation authentique et en accordant une grande valeur à une alimentation équilibrée.

Il est important de se rappeler que ces informations ne doivent jamais être utilisées à la place de l'avis d'un médecin expert. Pour des conseils et des suggestions personnalisés sur la nutrition avant la conception et l'amélioration de la fertilité, parlez-en toujours à votre professionnel de la santé.

Nutriments essentiels pour une fertilité optimale

Il existe de nombreux nutriments clés qui sont essentiels à l'optimisation de la fertilité. En favorisant l'équilibre hormonal, la santé des spermatozoïdes et des ovules et le bien-être général, ces nutriments favorisent un environnement propice à la conception et à une grossesse réussie. Voici quelques acteurs importants :

1. Folate, ou vitamine B9 :

essentiel pour protéger les nourrissons des anomalies du tube neural.
aide la synthèse de l'ADN et la division cellulaire, essentielles à la génération d'ovules et de spermatozoïdes sains.
trouvé dans les haricots, les lentilles, les noix, les céréales enrichies et les légumes verts à feuilles.
2. Fer à repasser

vital tant pour la mère que pour l'enfant à naître, nécessaire à la distribution de l'oxygène dans tout le corps.
favorise l'ovulation et une bonne production d'ovules.
trouvé dans le poisson, le poulet, les haricots, les lentilles, la viande rouge maigre et les céréales enrichies.

3. Calcium

vital pour le développement de dents et d'os sains chez le bébé en pleine croissance.

pourrait contribuer à la régulation des hormones liées à l'ovulation et à la qualité des ovules.

présent dans certaines noix et graines, produits laitiers, légumes verts à feuilles, tofu enrichi et laits à base de plantes.

4. Carence en calcium :

améliore la réponse immunologique et l'équilibre hormonal.

pourrait affecter l'implantation et la qualité de l'ovule.

trouvé dans les jaunes d'œufs, les poissons gras, les aliments enrichis comme le lait et les céréales, et peut être produit au soleil.

5. Zinc

vital pour la motilité et la génération des spermatozoïdes.

aide à l'ovulation et à la maturation des ovules.

trouvé dans les lentilles, les graines de citrouille, la viande, l'agneau et le poulet.

6. Acides gras oméga-3 :

Encouragez la croissance saine du cerveau du bébé.

peut équilibrer les hormones et améliorer la circulation sanguine.

trouvé dans les noix, les graines de chia, les graines de lin et les poissons gras.

7. Vitamines du complexe B (B6, B12) :

participer à la division cellulaire, à la régulation hormonale et au métabolisme énergétique.

peut aider à la production d'ovules et de spermatozoïdes sains.

trouvé dans les légumes verts luxuriants, les haricots, les fruits de mer, le poulet et les grains entiers.

8. Vitamine E

un antioxydant qui pourrait protéger les spermatozoïdes des dommages.

peut soutenir l'implantation et la qualité des ovules sains.

présent dans les avocats, les amandes, les graines et l'huile d'olive.

N'oubliez pas qu'il est essentiel d'obtenir ces nutriments grâce à une alimentation riche en aliments complets et bien équilibrée. Les vitamines préconceptionnelles ont leur utilité, mais une alimentation équilibrée doit toujours primer. Pour des conseils personnalisés sur les besoins nutritionnels et les suppléments en fonction de votre situation unique, consultez toujours un expert en soins de santé.

De plus:

Maintenir un poids santé : La fertilité peut être affectée par le surpoids ou l'insuffisance pondérale. Un indice de masse corporelle (IMC) sain peut être atteint en adoptant une alimentation équilibrée et en faisant de l'exercice fréquemment.

Réduire les toxines : réduisez votre exposition aux polluants environnementaux susceptibles d'affecter la qualité du sperme et l'équilibre hormonal, tels que la fumée de cigarette, la consommation excessive d'alcool et certains produits chimiques présents dans les articles ménagers.

Vous pouvez jeter les bases d'une fertilité idéale et d'une grossesse sans danger en accordant la priorité absolue à ces nutriments essentiels et en menant un mode de vie sain.

Créer une assiette équilibrée et nourrissante

Préparer un dîner sain et équilibré ne doit pas nécessairement être difficile pour la fertilité. Voici un moyen rapide de vous assurer que vos repas contiennent les nutriments essentiels nécessaires à la meilleure santé reproductive possible :

1. Reconnaître le pouvoir de la diversité :

Les légumes qui ne sont pas féculents devraient constituer la moitié de votre repas. Choisissez un arc-en-ciel de teintes parmi le brocoli, les carottes, les poivrons, les tomates et les légumes-feuilles. Ceux-ci constituent une excellente source de fibres, de vitamines, de minéraux et d'antioxydants, tous importants pour la santé générale et la fertilité.

Ajoutez 1/4 d'assiette de céréales saines à votre repas : choisissez des céréales complètes comme le riz brun, le quinoa et le pain de blé entier. Ceux-ci soutiennent l'équilibre hormonal et un bon contrôle du poids en fournissant des fibres, des vitamines B vitales et une énergie durable.

Ajoutez 1/4 d'assiette de protéines maigres : choisissez des sources de protéines maigres telles que le tofu, les haricots, les lentilles, le poisson et le poulet grillé. La construction et la réparation des tissus, ainsi que la génération d'ovules et de spermatozoïdes, dépendent des protéines.

Une petite quantité de graisses saines provenant d'aliments comme l'avocat, les noix, les graines, l'huile d'olive et les poissons gras devrait être incluse. Ces graisses favorisent la santé générale, la qualité des œufs et la production d'hormones.

2. Conseils supplémentaires

Réduisez votre consommation de repas transformés, de boissons riches en sucre et de graisses malsaines. Ceux-ci ont peu de valeur nutritionnelle, peuvent perturber votre équilibre hormonal, entraîner une prise de poids et affecter négativement votre capacité à concevoir.

Restez hydraté : pour favoriser la santé générale et l'absorption des nutriments, buvez beaucoup d'eau tout au long de la journée.

Pimentez les choses : essayez différentes herbes et épices pour donner à vos aliments du goût et de la diversité sans dépendre d'ingrédients malsains.

Augmentez la fréquence de vos repas à la maison : Cela vous donne plus de contrôle sur les matériaux et garantit une préparation de repas plus saine.

Exemple de plaque d'échantillon :

Poivrons rôtis, épinards et brocolis sur une demi-assiette
Quinoa sur un quart d'assiette
Saumon en quart d'assiette, grillé
Les tranches d'avocat sont une bonne source de graisses saines.

Rappelez-vous que vous pouvez modifier les quantités des portions et certains composants selon vos exigences et vos goûts ; ce n'est qu'une ligne directrice de base. Demander conseil à un diététiste ou un nutritionniste agréé peut améliorer votre stratégie nutritionnelle pour la fertilité et vous fournir des suggestions spécialisées spécifiques à votre état.

Adopter une assiette bien équilibrée, riche en nutriments et remplie d'aliments complets peut vous aider à fournir à votre corps les ressources dont il a besoin pour fonctionner au mieux pendant la conception et préparer votre corps à une grossesse réussie.

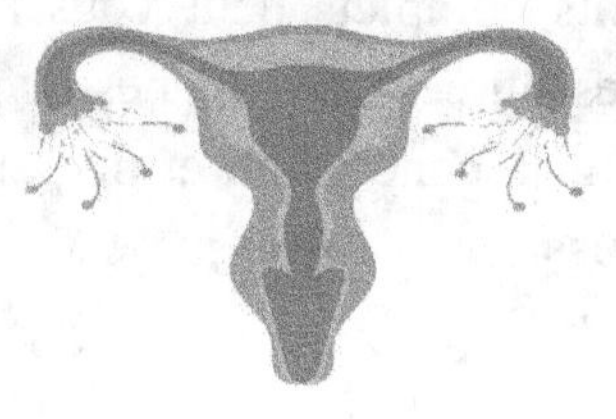

chapitre 3

Au-delà de l'assiette : choix de modes de vie pour une fertilité réussie

L'impact du stress sur la fertilité

Malheureusement, le stress peut affecter toutes les composantes du processus de reproduction et avoir une influence majeure sur la fertilité des mâles et des femelles. Voici comment le stress à long terme peut nuire à votre capacité à concevoir :

1. Perturbation des hormones :

Cortisol : un stress prolongé augmente les niveaux de cortisol, une hormone du stress qui peut perturber l'équilibre délicat des hormones impliquées dans la reproduction, notamment la progestérone, les œstrogènes et la testostérone. Ce déséquilibre peut empêcher la production, l'implantation et l'ovulation des spermatozoïdes.

Hormone de libération des gonadotrophines (GnRH) : Le stress peut également inhiber la libération de GnRH, qui favorise la synthèse d'autres hormones reproductives vitales. L'ensemble de la réaction hormonale en chaîne impliquée dans la fertilité peut être encore plus perturbée par cette inhibition.

2. Diminution de la qualité des œufs :

Le stress chronique peut avoir un effet délétère sur la qualité des ovules d'une femme. Cela peut avoir un impact sur la façon dont les œufs se forment et mûrissent, ce qui peut entraîner des cycles irréguliers, des difficultés d'ovulation et une moindre probabilité de fécondation.

3. Motilité réduite et production de spermatozoïdes :

Un stress persistant chez les hommes peut réduire la motilité et la production de spermatozoïdes. Cela peut entraver la fécondation et la grossesse en réduisant considérablement la quantité de spermatozoïdes sains atteignant l'ovule.

4. Diminution de la libido et de la pulsion sexuelle :

Un stress prolongé peut diminuer la libido et le désir sexuel chez les hommes et les femmes. Cela peut entraîner une diminution de l'activité sexuelle, ce qui aggraverait les chances de tomber enceinte.

5. Réponse immunitaire modifiée :

Un stress prolongé peut altérer l'immunité, augmentant ainsi la vulnérabilité du corps aux inflammations et aux infections. Cela peut nuire au système reproducteur et rendre la conception plus difficile.

Contrôler le stress pour stimuler la fertilité :

Techniques corps-esprit : le stress peut être géré efficacement et la relaxation peut être encouragée en utilisant des méthodes telles que le yoga, la méditation, la respiration profonde et la pleine conscience.

Exercice fréquent : L'exercice a un effet bénéfique sur la fertilité en réduisant les hormones du stress et en améliorant le bien-être général.

Bonnes habitudes de sommeil : Visez 7 à 8 heures de sommeil réparateur chaque nuit pour aider votre corps à reconstituer son énergie, réduire son niveau de stress et soutenir l'équilibre hormonal.

Soutien social : établir des liens avec des amis proches et la famille, participer à des groupes de soutien ou suivre une thérapie professionnelle peut fournir une assistance psychologique et une aide à la gestion du stress.

Reconnaître et gérer les facteurs de stress : Vous pouvez grandement améliorer votre capacité à contrôler le stress et ses effets sur la fertilité en identifiant et en résolvant les sources sous-jacentes de stress dans votre vie.

Rappelez-vous que même si le stress ne peut pas être totalement éradiqué de la vie, vous pouvez le gérer plus habilement et améliorer les conditions propices à la conception en mettant ces tactiques en pratique. Parler avec un professionnel de la santé peut également vous fournir des conseils et une assistance personnalisés pour gérer le stress et maximiser vos chances de tomber enceinte.

Renforcer la résilience et gérer le stress

Le renforcement de la résilience et la gestion du stress sont essentiels au maintien du bien-être général ainsi qu'à l'optimisation de la reproduction. Les techniques suivantes peuvent vous aider à surmonter les obstacles et à développer votre force intérieure :

Développer la résilience

Avoir un état d'esprit de croissance : cette mentalité favorise l'optimisme et l'espoir en considérant les obstacles comme des opportunités d'apprendre et de progresser.

Développez l'auto-compassion en étant patient et compréhensif avec vous-même et en acceptant vos échecs sans vous juger.

Déterminez vos ressources et vos points forts : Reconnaissez vos points forts et les réseaux de soutien qui peuvent vous aider à traverser les moments difficiles.

Entretenir un sens de l'objectif : découvrez une signification et un but plus profonds dans la vie que le simple fait de tomber enceinte. Cela peut vous fournir une orientation et une inspiration lorsque les choses sont difficiles.

Pratiquez la gratitude : malgré les obstacles, garder votre attention sur les bonnes choses de votre vie contribue à renforcer votre résilience et votre bien-être général.

Gestion des tensions :

Déterminez les facteurs de stress : identifiez les événements, les idées ou les personnes qui vous stressent dans votre vie.

Créez des stratégies d'adaptation : examinez les mécanismes d'adaptation sains tels que l'activité physique, les exercices de respiration profonde, les sorties à l'extérieur ou la participation à des passe-temps agréables.

Établissez des objectifs réalistes : évitez de vous placer sous une pression excessive, car cela pourrait provoquer des tensions et de l'insatisfaction.

Dites non : n'assumez pas plus que ce que vous pouvez gérer en termes d'obligations ou de devoirs. Refuser les demandes qui consomment trop d'énergie peut vous aider à bien gérer le stress.

Recherchez l'aide d'un professionnel : un thérapeute ou un conseiller peut vous fournir des conseils et un soutien si vous avez du mal à gérer votre stress par vous-même.

Conseils supplémentaires :

Maintenez un mode de vie sain en prenant le temps de faire de l'exercice régulièrement, d'avoir une alimentation équilibrée et de dormir suffisamment. S'engager dans ces activités peut améliorer votre bien-être général et vos capacités à réduire le stress.

Établissez des liens avec les autres : créez un réseau social solide composé de parents et d'amis fiables. Il peut être réconfortant et atténuer le sentiment de solitude de partager vos expériences et vos sentiments avec ceux que vous aimez.

Développer la conscience : vous pouvez réagir au stress de manière plus calme et plus efficace en pratiquant des techniques de pleine conscience telles que la méditation ou la respiration consciente, qui peuvent vous aider à devenir plus conscient de vos pensées et de vos émotions.

Rappelez-vous que la gestion du stress et le développement de la résilience sont des activités continues. Louez vos réalisations, soyez patient avec vous-même et demandez de l'aide lorsque vous en avez besoin. Vous pouvez développer votre force intérieure, surmonter les obstacles plus facilement et améliorer votre bien-être général et votre fertilité en mettant en œuvre ces techniques dans votre vie quotidienne.

L'exercice et son rôle dans la santé avant la conception
L'exercice physique fréquent est essentiel pour améliorer la santé et le bien-être en général et a également des effets positifs sur la santé des femmes enceintes. L'exercice est un élément crucial de la préparation à la grossesse, car il peut avoir un effet positif sur la fertilité masculine et féminine.

Avantages pour les femmes :

Régulation du cycle menstruel : l'exercice peut aider à contrôler les cycles irréguliers, améliorant ainsi la prévisibilité de l'ovulation et augmentant les chances de conception.
Améliore le contrôle du poids : La reproduction dépend du maintien d'un poids santé. L'exercice et une alimentation

saine contribuent à contrôler le poids et à réduire le risque d'obésité, qui peut interférer avec l'ovulation.

Réduit le stress : la pratique d'un exercice physique aide à réguler les hormones du stress, qui peuvent interférer avec l'ovulation et l'implantation.

Améliore la santé cardiovasculaire : L'exercice fréquent augmente le flux sanguin et renforce le cœur, ce qui est bénéfique pour la santé générale et peut même augmenter la fertilité.

Améliore l'humeur et l'énergie : L'exercice a le pouvoir d'élever l'esprit et de vous donner plus d'énergie, ce qui facilite le maintien d'un mode de vie sain et la gestion de la pression liée à la tentative de grossesse.

Avantages pour les hommes

Améliore la qualité du sperme : la motilité, le nombre et la morphologie des spores sont tous améliorés par un exercice régulier et sont nécessaires à une fécondation réussie.

Réduit le stress oxydatif : L'activité physique atténue les effets du stress oxydatif, qui peut nuire aux spermatozoïdes et altérer leur capacité à féconder un ovule.

Maintenir un poids santé : Tout comme pour les femmes, la fertilité masculine dépend du maintien d'un poids santé. L'exercice peut aider à contrôler le poids et à réduire le risque d'obésité, deux facteurs qui peuvent avoir un effet néfaste sur la production de spermatozoïdes.

Améliore la santé générale : la pratique d'un exercice physique régulier réduit le risque de maladies chroniques, améliore la santé cardiovasculaire et améliore le bien-être général, ce qui a tous un impact positif sur la fertilité masculine.

Sélection de l'entraînement approprié :

Faites de l'exercice à un niveau modéré : essayez de pratiquer au moins 150 minutes par semaine d'activité aérobique modérée à intense ou 75 minutes par semaine d'activité aérobique vigoureuse. Des exercices comme la natation, le vélo, la danse ou la marche rapide sont d'excellentes options.

Entraînement de force : pour augmenter la masse musculaire et améliorer la condition physique générale, utilisez des activités de musculation deux à trois fois par semaine.

Faites attention à votre corps : à mesure que votre niveau de forme physique augmente, augmentez progressivement la durée et l'intensité de vos exercices.

Parlez à votre professionnel de la santé : Parlez à votre professionnel de la santé de vos objectifs de remise en forme, en particulier si vous souffrez de maladies ou de problèmes médicaux préexistants.

N'oubliez pas que même si faire de l'exercice présente de nombreux avantages pour la santé avant la conception, il est important de choisir des choses que vous aimez et que vous pouvez respecter. Pour profiter des bienfaits à long terme de l'exercice physique sur votre santé générale et votre fertilité, vous devez être cohérent.

Conseils supplémentaires :

Maintenez une alimentation saine : pour garantir que votre corps reçoive les nutriments essentiels nécessaires à une fertilité maximale, combinez une activité physique régulière avec une alimentation équilibrée et riche en aliments entiers.

Prenez le temps de dormir : Pour une santé physique et mentale optimale, essayez de bien dormir 7 à 8 heures chaque nuit pour donner à votre corps le temps de se détendre et de récupérer.

Contrôlez votre stress : Parce qu'un stress persistant peut avoir une influence néfaste sur la fertilité, trouvez des stratégies saines pour gérer votre stress, comme le yoga, la méditation ou le temps passé dans la nature.

Vous pouvez améliorer activement vos chances de conception, optimiser votre santé et préparer votre corps à une grossesse saine en ajoutant de l'exercice physique régulier à votre routine préconceptionnelle.

Le sommeil et son importance pour l'équilibre hormonal

L'équilibre hormonal est maintenu via le sommeil, ce qui est essentiel à la santé générale ainsi qu'à la fertilité. La délicate symphonie hormonale de votre corps peut être perturbée par le manque de sommeil, ce qui peut avoir un effet sur un certain nombre de problèmes de santé reproductive.

L'impact du sommeil sur les hormones :

Mélatonine : Souvent appelée « hormone du sommeil », la glande pinéale libère de la mélatonine à mesure qu'il fait sombre. Il contribue à la génération d'hormones reproductives et aide à la régulation de votre cycle veille-sommeil. La synthèse de mélatonine est perturbée par un sommeil insuffisant, ce qui peut avoir un impact supplémentaire sur d'autres hormones liées à la fertilité.

Les hormones leptine et ghréline contrôlent la faim et la satiété. Le manque de sommeil amène votre corps à produire plus de ghréline, « l'hormone de la faim », et moins de leptine, « l'hormone de satiété ». Cela peut affecter l'équilibre hormonal et le contrôle du poids en augmentant l'appétit et en provoquant de mauvais comportements alimentaires.

Cortisol : Afin de faciliter le réveil, le cortisol, l'hormone du stress, augmente naturellement le matin et diminue pendant la journée. D'un autre côté, une perte de sommeil à long terme peut entraîner des taux de cortisol élevés tout au long de la journée, ce qui peut interférer avec la synthèse des hormones reproductrices et perturber le cycle régulier du cortisol.

La privation de sommeil peut également avoir un impact sur la synthèse et la gestion des hormones sexuelles, notamment la progestérone, les œstrogènes et la testostérone. Ces hormones sont essentielles au développement des spermatozoïdes, à l'ovulation et à la santé reproductive en général.

Les effets du déséquilibre hormonal sur la fertilité

Irrégularités du cycle menstruel : Un déséquilibre hormonal peut provoquer des règles irrégulières, ce qui peut rendre l'ovulation imprévisible et la conception plus difficile.

Diminution de la qualité des ovules : les femmes qui manquent de sommeil peuvent avoir des ovules de moindre qualité, ce qui peut avoir un effet sur la croissance et l'implantation des embryons.

Motilité et production réduites de spermatozoïdes : Les hommes qui dorment trop peu ont une motilité et une production de spermatozoïdes plus faibles, ce qui réduit les chances de fécondation.

Augmentation du stress : une privation prolongée de sommeil peut exacerber les déséquilibres hormonaux et entraîner une augmentation du stress, ce qui peut avoir un effet néfaste sur la fertilité.

Obtenir le meilleur sommeil pour la fertilité :

Pour la plupart des individus, 7 à 8 heures de sommeil chaque nuit est la quantité recommandée pour maintenir l'équilibre hormonal et une bonne santé.

Établissez un horaire de sommeil cohérent : pour maintenir le cycle veille-sommeil normal de votre corps, couchez-vous et levez-vous à des heures régulières chaque jour, même le week-end.

Établissez une routine nocturne apaisante : avant d'aller au lit, détendez-vous avec des activités apaisantes comme des exercices de relaxation, un bain chaud ou la lecture.

Rendez votre environnement de sommeil aussi confortable que possible : Pour favoriser un sommeil ininterrompu, assurez-vous que votre chambre est fraîche, calme, sombre et sans encombrement.

Réduisez le temps que vous passez sur les écrans avant de vous coucher : la lumière bleue des appareils électroniques peut interférer avec la synthèse de la mélatonine et provoquer des troubles du sommeil.

Rappel : Favoriser un environnement propice à une fertilité maximale et préserver l'équilibre hormonal dépendent d'un sommeil régulier et de qualité. En plus de soutenir votre état de santé général, vous pourrez peut-être augmenter vos chances de tomber enceinte en mettant l'accent sur une bonne hygiène du sommeil et en mettant ces suggestions en pratique.

Si vous avez des problèmes persistants avec votre sommeil ou si vous vous inquiétez de la façon dont votre sommeil pourrait affecter votre fertilité, il est impératif que vous en parliez à un professionnel de la santé. Ils peuvent évaluer votre situation spécifique et vous fournir des conseils personnalisés pour résoudre tout problème de sommeil sous-jacent et améliorer votre hygiène de sommeil pour un meilleur équilibre hormonal et une meilleure santé générale.

Minimiser les toxines et les expositions environnementales

Réduire votre exposition aux produits chimiques et à la pollution de l'environnement peut vous aider à devenir plus fertile et à offrir un meilleur environnement à votre enfant à naître. Voici quelques mesures concrètes que vous pouvez prendre et pourquoi il est important de réduire l'exposition aux toxines :

Pourquoi réduire l'exposition aux toxines ?

Effet potentiel sur la fertilité : Un certain nombre de contaminants et de poisons environnementaux ont été associés à un certain nombre de problèmes de reproduction chez les hommes et les femmes. Ceux-ci peuvent interférer avec la qualité du sperme, perturber l'équilibre hormonal et même rendre la conception plus difficile.

Problèmes de développement : Même avant la conception, une exposition précoce à des produits chimiques peut avoir un impact à long terme sur la santé de l'enfant à naître. Réduire l'exposition peut contribuer à réduire les dangers possibles liés à certains contaminants.

Avantages globaux pour la santé : en réduisant la pression exercée sur le mécanisme de détoxification de votre corps et en favorisant un environnement plus sain pour vous et votre enfant à naître, la réduction de l'exposition aux toxines favorise le bien-être général.

Stratégies pour réduire l'exposition aux toxines :

Nutrition:

Sélectionnez des produits biologiques : Dans la mesure du possible, acheter des fruits et légumes biologiques peut vous aider à consommer moins de pesticides et autres substances dangereuses.
Mangez moins d'aliments transformés : ces repas contiennent souvent des produits chimiques artificiels, des conservateurs et des additifs qui peuvent augmenter le risque d'exposition aux toxines.
Choisissez de la viande et des produits laitiers provenant d'animaux n'ayant reçu ni antibiotiques ni hormones de croissance lors du choix de vos fournisseurs.
Sirotez de l'eau filtrée : Le plomb et le chlore sont deux polluants possibles qui peuvent être éliminés de l'eau du robinet en la filtrant.
Mode de vie:

Réduisez les contaminants domestiques en utilisant des produits de nettoyage et des produits de soins personnels marqués comme « naturels » ou « non toxiques ». Lorsque cela est possible, évitez les produits chimiques agressifs et utilisez des substituts respectueux de l'environnement.
Réduisez votre exposition au tabagisme passif : évitez la fumée de cigarette, qui regorge de substances toxiques susceptibles de nuire à la fertilité.

Tenez compte de la qualité de l'air : lorsque les niveaux de pollution sont élevés, minimisez vos activités extérieures et faites attention aux rapports sur la qualité de l'air. Pour améliorer la qualité de l'air intérieur, pensez à installer des purificateurs d'air dans votre maison.

Minimiser le stress : Un stress prolongé peut altérer l'immunité et vous rendre plus vulnérable aux effets néfastes des polluants. Utilisez des stratégies de réduction du stress telles que le yoga, la méditation et les activités de plein air.

Conseils supplémentaires :

Le lavage des mains est un bon moyen de contribuer à garder les surfaces communes exemptes de poisons et de polluants.

Pensez aux techniques de désintoxication : pour faciliter les processus naturels de désintoxication de votre corps, discutez avec un professionnel de la santé des techniques de désintoxication sûres et appropriées.

Restez informé : prenez des décisions éclairées concernant les choses que vous consommez et les endroits que vous visitez en faisant vos devoirs sur les contaminants environnementaux possibles et leurs sources.

N'oubliez pas que réduire l'exposition aux toxines est un effort continu et que même de petits ajustements peuvent avoir un impact important. En adoptant ces techniques dans votre routine quotidienne, vous pourrez faire de votre maison un endroit plus sain et peut-être augmenter vos chances de réussir votre grossesse.

Il est essentiel de se rappeler que l'étude sur les effets précis de plusieurs toxines sur la fertilité est complexe et continue. Parler avec un expert en soins de santé peut vous fournir des conseils et des suggestions personnalisés en fonction de votre situation et de vos préoccupations particulières.

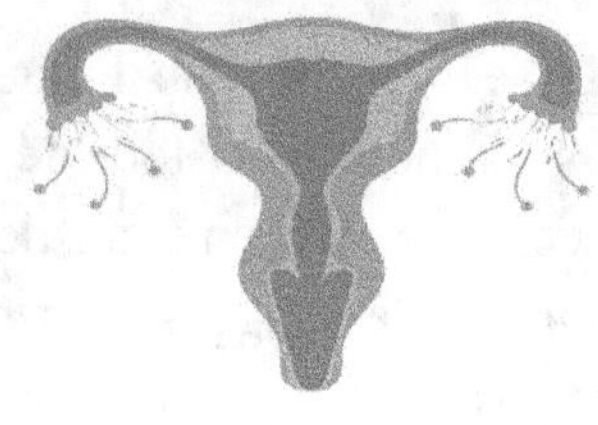

Chapitre 4

Aliments stimulant la fertilité : boîte à outils de la nature pour la conception

La nature nous a donné une étonnante « boîte à outils » pour la conception, composée de plusieurs processus physiologiques et biologiques qui coopèrent les uns avec les autres. En étant conscient de ces facteurs, vous pouvez prendre le contrôle de votre fertilité et établir une atmosphère propice à la conception.

Éléments importants de la boîte à outils de Nature :

Le système reproducteur est un réseau complexe d'organes qui comprend les ovaires, l'utérus, les trompes de Fallope et les testicules chez l'homme. Il est essentiel à la production de gamètes, ou d'ovules et de spermatozoïdes, ainsi qu'à favoriser la conception et à soutenir la croissance d'un embryon.

Équilibre hormonal : une interaction complexe entre les œstrogènes, la progestérone, la testostérone et la GnRH contrôle l'ovulation, la production de spermatozoïdes et l'implantation, entre autres composants du cycle de reproduction. Le maintien de l'équilibre hormonal est nécessaire à une conception réussie.

Santé des spermatozoïdes et des ovules : Des spermatozoïdes et des ovules en bonne santé sont essentiels à la conception. Leur nombre et leur qualité peuvent être affectés par des variables telles que l'âge, les choix de mode de vie et l'alimentation.

Ovulation : Une étape importante dans le processus de conception est la libération d'un ovule développé par l'ovaire. Vous pouvez améliorer vos chances de tomber enceinte en connaissant votre cycle menstruel et le moment où il est le plus fertile.

Implantation : Pour qu'une grossesse se développe, l'embryon doit s'implanter correctement dans la muqueuse utérine après la fécondation. Cette procédure dépend du bon état de la muqueuse utérine.

Améliorer les instruments de la nature :

Faites d'une alimentation équilibrée une priorité. Mangez une gamme d'aliments complets riches en éléments importants, notamment des antioxydants, des vitamines, des minéraux et des graisses saines. Ils favorisent la santé reproductive générale et fournissent les éléments constitutifs des ovules et des spermatozoïdes viables.

Gardez votre poids sous contrôle : L'insuffisance pondérale ou le surpoids peut affecter la fertilité et perturber l'équilibre hormonal. Un indice de masse corporelle (IMC) sain peut être atteint en adoptant une alimentation équilibrée et en faisant de l'exercice fréquemment.

Contrôlez votre stress : Un stress prolongé peut interférer avec la fertilité et avoir un impact néfaste sur l'équilibre hormonal. Participez à des pratiques de réduction du stress telles que le yoga, la méditation ou des activités de plein air.

Dormez suffisamment : pour aider votre corps à se détendre et à guérir et pour soutenir l'équilibre hormonal et le bien-être général, essayez de bien dormir 7 à 8 heures chaque nuit.

Réduire l'exposition aux toxines : Il est important de réduire l'exposition aux produits chimiques dangereux et aux contaminants environnementaux qui peuvent perturber l'équilibre hormonal et affecter la fertilité.

Pensez à prendre des vitamines avant la conception : parlez à votre médecin des pilules d'acide folique et de vitamine D, qui peuvent favoriser la meilleure fertilité possible.

Rappelons que si l'arsenal de la nature est formidable, il n'est pas infaillible. Demander conseil et assistance à un expert en soins de santé peut être très utile si vous avez des difficultés à devenir enceinte. Ils peuvent évaluer votre situation particulière, traiter tout problème sous-jacent et vous fournir des conseils personnalisés pour vous aider à atteindre vos objectifs de planification familiale et à maximiser votre fertilité.

Vous pouvez contribuer activement à favoriser un environnement propice à la conception et à ouvrir la voie à une grossesse saine en comprenant et en nourrissant les nombreux éléments de la boîte à outils de la nature.

Les grains entiers et leur importance pour la fertilité

Les grains entiers sont apparus comme un facteur alimentaire potentiel susceptible d'avoir un impact positif sur la fertilité des hommes et des femmes. Alors que les recherches dans ce domaine sont en cours, plusieurs avantages potentiels des grains entiers pour la fertilité ont été identifiés :

1. Équilibre hormonal :

Fibres : Les grains entiers sont riches en fibres, qui aident à réguler la glycémie et influencent potentiellement le métabolisme hormonal. Des niveaux de sucre dans le sang stables sont essentiels au maintien de l'équilibre hormonal, notamment des hormones reproductives comme les œstrogènes, la progestérone et la testostérone.
Teneur en nutriments : Les grains entiers fournissent des nutriments essentiels comme les vitamines B, le fer et le magnésium, qui contribuent à diverses fonctions corporelles, notamment la production et la régulation d'hormones.
2. Ovulation améliorée :

Sensibilité à l'insuline : Des études suggèrent que la consommation de grains entiers peut améliorer la sensibilité à l'insuline, réduisant potentiellement le risque de résistance à l'insuline, une condition liée à une ovulation irrégulière et à un dysfonctionnement ovulatoire.
Antioxydants : les grains entiers contiennent des antioxydants qui peuvent aider à combattre le stress oxydatif, qui peut endommager les œufs et entraver l'ovulation.
3. Santé des spermatozoïdes :

Avantages nutritionnels : Les nutriments présents dans les grains entiers, tels que le zinc, le sélénium et certaines vitamines B, jouent un rôle dans la production, la motilité et la morphologie des spermatozoïdes. Un apport adéquat de ces nutriments peut contribuer à améliorer la qualité du sperme.

Propriétés anti-inflammatoires : Les grains entiers possèdent des propriétés anti-inflammatoires, qui peuvent être bénéfiques pour la santé des spermatozoïdes en réduisant l'inflammation du système reproducteur.

4. Gestion du poids :

Fibres et satiété : La teneur en fibres des grains entiers favorise la satiété et aide à réguler l'appétit, contribuant ainsi potentiellement à maintenir un poids santé. L'obésité peut avoir un impact négatif sur la fertilité masculine et féminine, et les céréales complètes peuvent contribuer à une gestion saine du poids.

Incorporer des grains entiers dans votre alimentation :

Visez la variété : choisissez une gamme variée de grains entiers comme le riz brun, le quinoa, l'avoine, l'orge et le pain de blé entier.

Augmentez progressivement votre consommation : commencez par incorporer de petites quantités de grains entiers à vos repas et augmentez progressivement votre consommation au fil du temps.

Remplacez les céréales raffinées : optez autant que possible pour des versions à grains entiers de vos pains, pâtes et céréales préférés.

Explorez différentes recettes : expérimentez diverses recettes à base de grains entiers pour les rendre agréables et les intégrer à votre alimentation habituelle.

N'oubliez pas : même si les grains entiers offrent des avantages potentiels pour la fertilité, ils ne constituent pas une solution miracle. Une alimentation équilibrée et saine, riche en divers nutriments, est essentielle au bien-être général et à la santé reproductive. Consulter un professionnel de la santé ou un diététiste peut vous fournir des conseils personnalisés sur l'incorporation de grains entiers et d'autres nutriments essentiels dans votre alimentation afin d'optimiser votre parcours de fertilité.

Points supplémentaires :

Les recherches sur l'impact spécifique des grains entiers sur la fertilité sont en cours et nécessitent des investigations plus approfondies.

La combinaison de grains entiers avec d'autres pratiques de mode de vie saines comme l'exercice régulier, la gestion du stress et un sommeil adéquat peut améliorer encore davantage votre potentiel global de fertilité.

Si vous avez des inquiétudes concernant votre fertilité, il est toujours recommandé de demander conseil à un professionnel de la santé. Ils peuvent évaluer votre situation individuelle et vous fournir des conseils personnalisés pour résoudre tout problème sous-jacent et soutenir vos objectifs de planification familiale.

Fruits et légumes colorés : un arc-en-ciel d'antioxydants

Manger une gamme de fruits et légumes colorés est essentiel pour préserver la santé et le bien-être, et leurs teintes vives donnent une indication de l'abondance d'antioxydants qu'ils contiennent. Ces composants végétaux puissants ont la capacité d'améliorer la santé générale, y compris la fertilité, en protégeant vos cellules des dommages que les radicaux libres peuvent infliger.

Pouvoir antioxydant de la couleur :

Rouge : Riche en lycopène, un antioxydant associé à plusieurs avantages pour la santé, notamment l'amélioration de la qualité du sperme et la réduction du risque de certaines anomalies congénitales, les fruits et légumes, notamment les tomates, les fraises, la pastèque et les poivrons rouges, sont une bonne source de cet antioxydant..
Fonctionne comme une nouvelle fenêtre

Orange et jaune : le bêta-carotène, présent dans les carottes, les patates douces, les oranges, les mangues et les pêches, est converti par l'organisme en vitamine A. Pour le bon développement cellulaire, la reproduction et la vue, la vitamine A est essentielle.

Fruits et légumes en orange et jaune
Vert : Riches en lutéine, zéaxanthine et vitamine K, les légumes-feuilles comme les épinards, le chou frisé, le brocoli et les choux de Bruxelles regorgent d'antioxydants. Ces antioxydants peuvent soutenir la coagulation sanguine, la vue et la fonction cellulaire normales.

Bleu et violet : riches en antioxydants puissants appelés anthocyanes, les myrtilles, les raisins, les aubergines et les prunes peuvent aider à lutter contre les maladies cardiaques, plusieurs types de cancer et le déclin cognitif.

Légumes et fruits violets et bleus
Avantages pour l'embryologie :

Diminution du stress oxydatif : les antioxydants protègent les spermatozoïdes et les ovules des dommages causés par les radicaux libres, qui peuvent nuire à la fécondation et au développement des embryons. Une alimentation riche en fruits et légumes vibrants peut aider à réduire le stress oxydatif et à préserver la santé du système reproducteur.

Meilleure qualité des œufs : Les antioxydants peuvent aider à protéger les œufs du stress oxydatif, ce qui peut améliorer la qualité et la viabilité des œufs.

Amélioration de la santé des spermatozoïdes : les antioxydants tels que la vitamine C et le lycopène ont été associés à une meilleure motilité et morphologie des spermatozoïdes, ce qui peut augmenter leur capacité à féconder un ovule.

Maximiser votre consommation :

Recherchez la diversité : incluez régulièrement une variété de fruits et de légumes vibrants dans votre alimentation pour bénéficier d'une large gamme d'antioxydants.

Consommer de saison : Sélectionner des produits de saison permet de garantir la meilleure fraîcheur et la meilleure teneur nutritive possible.

Examinez de nombreuses techniques de préparation : essayez plusieurs méthodes de cuisson, telles que griller, cuire à la vapeur ou rôtir, pour faire ressortir le goût et conserver les nutriments.
Facilitez l'accès : conservez les produits prélavés et coupés en dés à portée de main pour faciliter la préparation des repas ou les collations.

Rappelez-vous que même si les fruits et légumes colorés sont une excellente source d'antioxydants et peuvent contribuer à la fertilité, ils ne constituent pas une panacée. Une alimentation complète et nutritive, ainsi que d'autres choix de mode de vie comme une activité physique régulière, une réduction du stress et un sommeil suffisant, sont essentiels à la santé générale et à l'optimisation du potentiel reproductif. Pour obtenir des conseils personnalisés sur l'inclusion d'une gamme de fruits et légumes colorés dans votre alimentation pour un soutien maximal en matière de santé et de reproduction, parlez-en à un médecin ou à un diététiste professionnel.

Des graisses saines pour l'équilibre hormonal et la qualité des œufs

Les bonnes graisses sont essentielles à la préservation de la qualité des œufs et de l'équilibre hormonal, deux éléments nécessaires à une fertilité maximale. Certaines graisses, malgré leur stigmatisation fréquente, sont nécessaires à un certain nombre de processus biologiques, comme la synthèse des hormones et la santé des cellules.

Avantages des graisses stimulant la fertilité :

Équilibre hormonal : La synthèse de nombreuses hormones, y compris les hormones sexuelles comme les œstrogènes et la progestérone, dépend des graisses saines, en particulier des graisses monoinsaturées et polyinsaturées. Ces hormones contrôlent l'ovulation, le cycle menstruel et d'autres processus de santé reproductive.

Meilleure qualité des œufs : les membranes des œufs, comme toutes les autres membranes cellulaires, sont constituées d'éléments fondamentaux provenant de graisses saines. Consommer suffisamment de ces graisses pourrait aider à produire des membranes solides et saines dans les œufs, ce qui pourrait augmenter la viabilité et la capacité de fécondation des œufs.

Absorption des nutriments : Les vitamines A, D, E et K, qui sont des vitamines liposolubles, sont essentielles à la santé reproductive. Ces vitamines sont absorbées plus facilement lorsqu'elles sont associées à des graisses saines, ce qui les rend disponibles pour toute une série de processus biologiques.

Ressources pour les bonnes graisses :

Les avocats, l'huile d'olive, les amandes, les noix de cajou, les arachides et les graines (chia, lin et sésame) sont de bonnes sources de graisses monoinsaturées.

Les noix, les graines de lin, l'huile de soja et les poissons gras (maquereau, saumon et thon) sont de bonnes sources de graisses polyinsaturées.

Choisir les bonnes graisses :

Réduisez votre consommation de gras saturés et trans, présents dans la viande rouge, les plats transformés et les aliments frits. Ces graisses peuvent augmenter votre taux de cholestérol et peut-être perturber votre équilibre hormonal.

Donnez la priorité aux sources saines : choisissez des sources naturelles et non transformées de graisses saines, telles que celles mentionnées ci-dessus.

Il est important de consommer des graisses saines avec modération, car en consommer trop peut entraîner une prise de poids. Essayez de les consommer avec modération et concentrez-vous sur leur ajout à des repas bien équilibrés.

Conseils supplémentaires :

Techniques de cuisson : Pour conserver les bienfaits des bons gras pour la santé, utilisez des techniques de cuisson comme le grillage, la cuisson au four ou le rôtissage.

Examinez les étiquettes des aliments : lorsque vous prenez des décisions éclairées, faites attention à la quantité et aux types de graisses indiquées sur les étiquettes des aliments.

Parlez à un professionnel de la santé : il est conseillé de consulter un médecin ou un diététiste certifié si vous avez des inquiétudes concernant votre consommation de graisses ou la manière dont elle peut affecter votre capacité à concevoir. Ils sont en mesure d'évaluer vos besoins spécifiques et de vous fournir des conseils personnalisés sur la façon d'inclure des graisses saines dans votre alimentation pour faciliter votre processus de reproduction.

Rappelons que les graisses saines sont essentielles à une alimentation équilibrée et ont un impact substantiel sur de nombreux aspects de la santé et du bien-être, notamment la fertilité. Prenez des décisions éclairées concernant les types et les sources de graisses que vous consommez pour maintenir l'équilibre hormonal, améliorer la qualité de vos ovules et favoriser un environnement propice à la conception.

Protéines : éléments constitutifs d'une grossesse en bonne santé

On pense que les protéines constituent le fondement d'une grossesse saine et sont importantes pour de nombreux aspects de la santé reproductive. Il offre des acides aminés essentiels nécessaires à plusieurs processus corporels, notamment :

Aide au développement du fœtus :

Construire les tissus : Tout au long de la grossesse, les protéines sont essentielles au développement et à la réparation des muscles, des os, des organes et de la peau du bébé.

Production d'enzymes et d'hormones : Pendant la grossesse, les protéines contribuent à la synthèse d'hormones et d'enzymes nécessaires à un certain nombre de processus de développement.

2. Encourager la santé des mères :

Maintenir la masse musculaire : Manger une quantité suffisante de protéines aide à maintenir la masse musculaire, ce qui est nécessaire pour soutenir les exigences physiques de la grossesse, y compris l'accouchement et le port du bébé.

Augmentation de l'énergie : tout au long de la grossesse, les protéines peuvent aider à maintenir les niveaux d'énergie, en particulier au cours des deuxième et troisième trimestres, lorsque le développement du bébé s'accélère.

Soutenir la fonction immunitaire : Pendant la grossesse, le système immunitaire est crucial pour défendre la mère et l'enfant à naître contre les maladies. Les protéines aident à maintenir ce système.

Consommation idéale de protéines pendant la grossesse :

Les variables liées à la grossesse qui affectent la consommation quotidienne recommandée de protéines pour les femmes comprennent le trimestre, le niveau d'exercice et le poids avant la grossesse.

En général, le Collège américain des obstétriciens et gynécologues (ACOG) conseille de compléter la consommation de protéines avant la grossesse avec 75 grammes supplémentaires par jour.

En fonction des besoins personnels et des circonstances, parler avec un diététiste certifié ou un expert en soins de santé peut vous aider à déterminer la bonne quantité de protéines à consommer.

Sélection des sources de protéines :

La variété est essentielle. Incorporez une variété de sources de protéines à votre alimentation pour garantir que vous obtenez l'intégralité des acides aminés importants.

Sources de protéines maigres : les options de protéines maigres comprennent le poisson, la volaille, les haricots, les lentilles, le tofu et les produits laitiers faibles en gras.

Limitez votre consommation de viandes transformées. Évitez les viandes transformées comme le bacon, les hot-dogs et les saucisses, car elles sont riches en sel et en graisses saturées et peuvent être nocives pour votre santé en général.

Alternatives à base de plantes : pour les végétariens et les végétaliens, recherchez les sources de protéines végétales telles que les haricots, les lentilles, les noix, les graines et les grains entiers.

Conseils supplémentaires :

Répartissez votre consommation quotidienne de protéines : Pour garantir un apport constant en protéines tout au long de la journée, essayez d'inclure des sources de protéines dans chaque repas et collation.

Mélangez des protéines avec d'autres nutriments : combinez des sources de protéines avec des glucides complexes et de bonnes graisses pour créer des repas équilibrés, riches en nutriments essentiels et vous apportant une énergie durable.

Faites attention à votre corps. Observez vos signaux de faim et modifiez votre consommation de protéines en conséquence.

Rappelons que même si les protéines sont vitales pendant la grossesse, en ingérer trop peut être inutile, voire dangereux. Vous pouvez obtenir des conseils sur la façon d'inclure les types et les quantités appropriées de protéines dans votre alimentation pour garantir une grossesse saine pour vous et votre enfant à naître en discutant avec un professionnel de la santé.

Y compris les vitamines et minéraux essentiels

Pour une fertilité optimale et une grossesse en toute sécurité, certaines vitamines et minéraux sont essentiels. Ces micronutriments jouent un certain nombre de rôles dans l'organisme, notamment la synthèse des hormones, la santé des ovules et des spermatozoïdes et le développement du fœtus.

La liste suivante de vitamines et de minéraux essentiels à la conception et à la grossesse, ainsi que les sources alimentaires, est fournie :

1. Vitamine B9, ou acide folique :
Importance : Essentiel pour protéger le fœtus en croissance des anomalies du tube neural.
Les oranges, les légumineuses, les haricots, les céréales enrichies et les légumes verts à feuilles sont des exemples de sources alimentaires.
une image d'un légume vert à feuillesFonctionne comme une nouvelle fenêtre

2. Fer à repasser
Favorise le développement des globules rouges, essentiels au transfert d'oxygène du bébé.
Les sources de nourriture comprennent le poisson, le poulet, les haricots, les lentilles, les légumes vert foncé, la viande rouge maigre et les céréales enrichies.
Image de légumes vert foncéFonctionne comme une nouvelle fenêtre

3. Calcium

Importance : Fondamental pour le développement d'os et de dents solides chez un bébé en pleine croissance.
Les sources alimentaires comprennent les légumes verts à feuilles, le tofu, les produits laitiers (lait, fromage, yaourt) et les laits végétaux enrichis.

4. Laits végétaux enrichis en vitamine D
Important : Favorise la croissance des os du bébé et aide à l'absorption du calcium.
Les sources de nourriture comprennent les jaunes d'œufs, le lait et les céréales enrichis, les poissons gras (saumon, thon et maquereau) et les champignons exposés au soleil.
Une image d'un poisson grasFonctionne comme une nouvelle fenêtre

5. Choline :
Important : Indispensable au développement du cerveau embryonnaire et à l'intégrité des membranes cellulaires.
Les sources de nourriture comprennent le poisson, la volaille, les œufs, le foie, le soja, les amandes et les graines.

6. Vitamine pour la grossesse :
Importance : Offre une large gamme de vitamines et de minéraux essentiels, en particulier dans les cas où l'apport alimentaire est insuffisant.
Pour choisir la vitamine prénatale qui vous convient le mieux en fonction de vos besoins et de votre situation uniques, parlez-en à un professionnel de la santé.

N'oubliez pas que pour déterminer vos besoins uniques et développer une stratégie personnalisée pour ajouter les vitamines et les minéraux nécessaires à votre alimentation afin de maximiser votre fertilité et de favoriser une grossesse en bonne santé, il est essentiel de parler avec un médecin ou un diététiste qualifié.

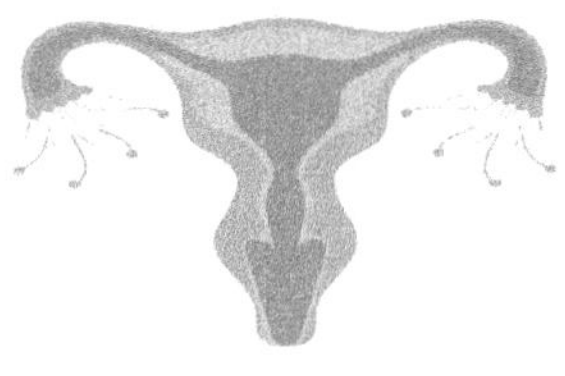

Chapitre 5

Préoccupations courantes en matière de fertilité : surmonter les obstacles sur le chemin

Les inquiétudes concernant la fertilité sont répandues et touchent des millions de couples dans le monde. Il est important de garder à l'esprit que vous n'êtes pas seul dans votre lutte contre l'infertilité et qu'il existe des outils disponibles pour vous soutenir pendant ce processus difficile. La liste suivante de problèmes de fertilité typiques, ainsi que des conseils sur la façon de les résoudre :

1. Âge : À partir du milieu de la trentaine, la fertilité féminine diminue normalement avec l'âge. Il n'est cependant pas impossible de tomber enceinte plus tard. La fertilité peut être affectée par un large éventail d'événements, et certaines femmes peuvent continuer à concevoir naturellement jusqu'à la quarantaine.
Âge et fécondité féminine en perspectiveFonctionne comme une nouvelle fenêtre
fr.wikipedia.org
Fécondité féminine et âge

2. Règles irrégulières : Il peut être difficile de concevoir si les règles irrégulières sont le signe d'un problème d'ovulation sous-jacent. Il est essentiel de discuter de vos règles irrégulières avec votre médecin afin d'écarter toute raison possible.

3. Problèmes médicaux sous-jacents : La fertilité peut être affectée par un certain nombre de troubles médicaux, notamment le SOPK, l'endométriose et les fibromes utérins. Discutez avec votre médecin de la façon dont un problème médical préexistant peut affecter votre capacité à concevoir si vous avez des inquiétudes à ce sujet.

4. Facteurs liés au mode de vie : L'obésité, le tabagisme et la consommation excessive d'alcool peuvent tous avoir un effet néfaste sur la fertilité. Adopter un mode de vie plus sain peut augmenter vos chances de tomber enceinte.

5. Stress : Un stress prolongé peut entraver le développement des spermatozoïdes et de l'ovulation. Pour les couples qui tentent de concevoir, il peut être utile de trouver des mécanismes sains d'adaptation au stress, comme le yoga ou la méditation.

Conseils pour surmonter les obstacles à la fertilité :

Demandez l'aide d'un expert : il est conseillé de consulter un spécialiste de la fertilité si vous essayez de concevoir depuis plus d'un an, ou six mois si vous avez plus de 35 ans. Il est en mesure d'évaluer votre situation particulière et de suggérer des plans d'action appropriés.

Rejoignez un groupe pour obtenir du soutien : établir des liens avec d'autres couples traversant des difficultés similaires peut être une excellente source de connaissances et de soutien émotionnel.

Devenez informé : Acquérir des connaissances sur la fertilité et les nombreux traitements disponibles peut vous permettre de faire des choix éclairés concernant vos soins.

Observez les soins personnels : maintenir un mode de vie sain, se reposer suffisamment et gérer le stress peuvent tous améliorer votre état de santé général et peut-être augmenter vos chances de tomber enceinte.

Rappelez-vous que même si être parent peut être difficile, il existe de l'aide et de l'espoir accessibles. Vous pouvez améliorer vos chances d'atteindre vos objectifs de création d'une famille en résolvant les problèmes courants et en obtenant l'aide d'un expert si nécessaire.

Comprendre les défis courants en matière de fertilité

Avoir des difficultés à concevoir peut être une expérience pénible et émotionnelle. Il est essentiel de comprendre les nombreux obstacles qui peuvent conduire à l'infertilité et de garder à l'esprit que vous n'êtes pas seul à traverser cette épreuve. Voici un aperçu plus approfondi de quelques soucis typiques de fertilité :

facteurs liés aux femmes

Troubles de l'ovulation : les problèmes de libération des ovules, comme une ovulation irrégulière ou inexistante, peuvent sérieusement affecter la capacité d'une femme à concevoir. L'ovulation peut être perturbée par des affections telles que des problèmes de thyroïde et le syndrome des ovaires polykystiques (SOPK).
Obstructions des trompes de Fallope : ces obstructions peuvent empêcher les spermatozoïdes de féconder les ovules en les empêchant d'y accéder. L'endométriose, les interventions chirurgicales antérieures et la maladie

inflammatoire pelvienne (MIP) en sont quelques causes possibles.

Des excroissances bénignes dans l'utérus appelées fibromes utérins peuvent parfois empêcher l'implantation ou avoir un effet néfaste sur la santé de l'embryon en croissance.

Endométriose : lorsque le tissu endométrial est présent à l'extérieur de l'utérus, il peut provoquer une inflammation et rendre l'implantation plus difficile.

Facteurs spécifiques aux hommes :

Qualité du sperme : la probabilité de conception peut être diminuée par une faible quantité de spermatozoïdes, une mauvaise motilité (mouvement) des spermatozoïdes ou une morphologie aberrante des spermatozoïdes (forme). Ces problèmes peuvent être causés par des variables telles que la varicocèle, des anomalies hormonales et des décisions liées au mode de vie.

Testicules qui ne sont pas descendus : La qualité et la quantité des spermatozoïdes peuvent être affectées si l'un ou les deux testicules ne peuvent pas descendre dans le scrotum pendant le développement.

Éléments supplémentaires qui contribuent :

Âge : Naturellement, la fécondité diminue avec l'âge, en particulier chez les femmes à partir de la trentaine. Même si ce n'est pas une certitude, l'âge est un facteur important dans les cas d'infertilité.

Décisions liées au mode de vie : La santé reproductive des hommes et des femmes peut être affectée par le tabagisme, la consommation excessive d'alcool, la consommation de drogues et le surpoids. Vous pouvez augmenter vos chances de tomber enceinte en maintenant un poids santé et en développant de bons comportements.

Toxines dans l'environnement : L'exposition à certains polluants environnementaux, tels que les pesticides et les métaux lourds, peut nuire à la santé des spermatozoïdes et à la qualité des ovules.

Il est essentiel de garder à l'esprit que :

La raison de l'infertilité est encore inconnue dans 20 % des cas.

Une multitude de variables peuvent contribuer à l'infertilité chez de nombreux couples.

Différentes méthodes de traitement sont disponibles en fonction de la raison particulière de l'infertilité.

Obtenir l'aide d'un expert :

Demander conseil à un expert en fertilité est indispensable si vous essayez de concevoir depuis plus d'un an, ou six mois si vous avez plus de 35 ans. Il est capable de réaliser un bilan complet, d'identifier la raison sous-jacente et de vous proposer des cures adaptées. action, y compris les médicaments, la chirurgie ou les technologies de procréation assistée (ART) comme la fécondation in vitro (FIV).

Le SOPK et son impact sur la fertilité

Le SOPK et ses effets sur la conception

Le SOPK, ou syndrome des ovaires polykystiques, est une maladie hormonale répandue qui affecte les femmes fertiles. Cela peut avoir un effet majeur sur la fertilité pour plusieurs raisons :

1. Ovulation perturbée : Un ovule mature est libéré de l'ovaire une fois par mois pendant l'ovulation, une procédure avec laquelle le SOPK interfère souvent. Cela peut se produire à la suite de :

Niveaux d'androgènes élevés : le SOPK entraîne souvent des quantités de testostérone et d'autres hormones mâles plus élevées que la normale, ce qui peut entraver le développement et la libération des ovules.

Résistance à l'insuline : la résistance à l'insuline est un symptôme courant du SOPK chez les femmes et peut interférer davantage avec l'ovulation.

2. Règles irrégulières : les femmes atteintes du SOPK peuvent avoir des cycles menstruels irréguliers ou peu fréquents en raison d'une ovulation rare ou manquante. Il est donc difficile de déterminer quand tomber enceinte et quand attendre un bébé.

3. Qualité des œufs : Le SOPK peut parfois avoir une influence sur la qualité des œufs libérés, ce qui peut altérer leur capacité de fécondation.

Mais il est crucial de garder à l'esprit :

Toutes les femmes atteintes du SOPK n'ont pas de difficulté à tomber enceinte. Alors que certaines femmes atteintes du SOPK conçoivent spontanément, d'autres peuvent avoir besoin d'aide.
Un traitement est disponible pour le SOPK. Un certain nombre d'interventions médicales peuvent aider à contrôler l'ovulation et à améliorer la fertilité, notamment :
Changements de mode de vie : L'équilibre hormonal et la régularité de l'ovulation peuvent être grandement améliorés en mangeant un poids santé, en faisant souvent de l'exercice et en pratiquant la gestion du stress.
Médicaments : Les pilules contraceptives et d'autres médicaments peuvent aider à contrôler l'ovulation et les menstruations.
Médicaments qui provoquent l'ovulation : Ces substances favorisent la libération des ovules et l'ovulation.
Chirurgie : pour améliorer l'ovulation, un forage ovarien laparoscopique peut être possible dans certaines circonstances.
Obtenir l'aide d'un expert :

Il est essentiel de consulter un médecin si vous souffrez du SOPK et si vous craignez de devenir enceinte. Ils sont en mesure d'évaluer votre situation particulière, d'identifier la cause profonde de vos problèmes d'infertilité et de suggérer le meilleur plan d'action pour améliorer vos chances de tomber enceinte.

L'endométriose et sa prise en charge

Lorsque le tissu endométrial, identique à la muqueuse de l'utérus, se développe à l'extérieur de l'utérus, on parle d'endométriose. Ce trouble affecte souvent les trompes de Fallope, les ovaires et les tissus tapissant le bassin. Semblable à la muqueuse utérine, ce tissu déplacé réagit aux fluctuations hormonales, provoquant des douleurs, des inflammations et d'autres symptômes menstruels.

Effet sur le taux de fécondité :

L'endométriose peut avoir un impact sur la fertilité de plusieurs manières.

Cicatrices : le développement de tissu cicatriciel autour des trompes de Fallope et des ovaires à la suite de maladies endométriosiques peut entraver la libération des ovules, la fécondation et l'implantation d'embryons.
L'inflammation chronique provoquée par l'endométriose peut perturber l'équilibre délicat du système reproducteur,

altérant la qualité des ovules et la capacité des spermatozoïdes à proliférer.

Déséquilibres hormonaux : l'endométriose peut aggraver l'ovulation et le cycle menstruel en contribuant aux anomalies hormonales.

Gestion de l'endométriose :

Bien qu'il n'existe pas de remède contre l'endométriose, il existe un certain nombre de traitements qui peuvent aider à contrôler les symptômes et à augmenter la fertilité :

1. Contrôle de la douleur :

Médicaments anti-inflammatoires non stéroïdiens (AINS) : l'ibuprofène et le naproxène, deux traitements contre la douleur en vente libre, peuvent aider à traiter l'inconfort léger à modéré.

Gestion hormonale de la douleur : le contrôle hormonal et la douleur liée à l'endométriose peuvent être atténués par la pilule contraceptive, un traitement progestatif seul et des agonistes de la GnRH.

2. Options pour augmenter la fertilité :

Chirurgie : les lésions endométriosiques peuvent être enlevées ou détruites par chirurgie laparoscopique, ce qui peut améliorer les résultats de l'infertilité.

Technologies de procréation assistée (ART) : les médecins spécialistes de la fertilité peuvent proposer des méthodes telles que la fécondation in vitro (FIV) pour éviter les trompes de Fallope et parvenir à la conception, en fonction du degré d'endométriose et d'autres variables.

Il est essentiel de se rappeler que :

Le traitement optimal de l'endométriose est unique et dépend d'un certain nombre de variables, notamment le degré des symptômes, le désir de tomber enceinte et l'état de santé général.

Il est essentiel de parler avec un médecin spécialiste de l'endométriose afin d'obtenir un diagnostic précis, de passer en revue les traitements disponibles et de créer une stratégie de prise en charge personnalisée.

Remédier au faible nombre de spermatozoïdes

Pour les hommes qui tentent de devenir enceintes, un faible nombre de spermatozoïdes peut être alarmant. Mais il est essentiel de garder à l'esprit qu'il existe souvent des solutions pour y faire face et augmenter ses chances de devenir parent. Voici quelques éléments importants à prendre en compte :

Comprendre le déficit du nombre de spermatozoïdes :

Diagnostic : Un faible nombre de spermatozoïdes doit être déterminé par une étude du sperme. La concentration, la motilité (mouvement) et la morphologie (forme) des spermatozoïdes sont toutes mesurées par ce test.

Raisons : Un faible nombre de spermatozoïdes peut être dû à un certain nombre de raisons, notamment :

Varicocèle : hypertrophie des veines scrotales pouvant avoir un impact sur la production de spermatozoïdes.

Déséquilibres hormonaux : Des problèmes de testostérone ou d'autres hormones peuvent avoir un effet sur la capacité de procréer.

Les testicules qui ne descendent pas dans le scrotum au cours du développement peuvent avoir un impact sur la qualité du sperme.

Infections : la production de spermatozoïdes peut être altérée par des infections à l'intérieur du système reproducteur.

Facteurs liés au mode de vie : le tabagisme, la consommation excessive d'alcool, la consommation de drogues et le surpoids peuvent tous nuire à la santé des spermatozoïdes.

Facteurs environnementaux : La production de spermatozoïdes peut être altérée par l'exposition à certains poisons et produits chimiques.

Comment gérer un faible nombre de spermatozoïdes

Ajustements du mode de vie : adopter un mode de vie plus sain constitue souvent la première ligne de défense. Cela comprend :

Maintenir un poids santé : la qualité du sperme peut être affectée par l'obésité.

Exercice fréquent : une activité physique régulière peut améliorer la santé générale et peut-être augmenter le nombre de spermatozoïdes.

Avoir une alimentation équilibrée : les nutriments essentiels à la production de spermatozoïdes peuvent être obtenus en consommant une alimentation nutritive riche en fruits, légumes et grains entiers.

Réduire la consommation de drogues et d'alcool : une consommation excessive de drogues et d'alcool peut sérieusement nuire à la santé des spermatozoïdes.

Arrêter de fumer : Le tabagisme est une cause importante à la fois de problèmes de santé généraux et de réduction du nombre de spermatozoïdes.

Contrôler votre stress : La prolifération peut être affectée par un stress continu. Pensez aux méthodes apaisantes comme le yoga ou la méditation.

interventions médicales :

À la lumière de la raison sous-jacente, votre médecin pourrait vous conseiller :

Médicaments : des médicaments peuvent être utilisés pour traiter les anomalies hormonales dans certaines situations.

Chirurgie : Pour augmenter la production de spermatozoïdes, les varicocèles peuvent être corrigées chirurgicalement.

Technologies de procréation assistée (ART) : la FIV et l'ICSI sont deux méthodes de TAR qui peuvent aider à produire une grossesse même avec un faible nombre de spermatozoïdes si les autres traitements échouent.
Obtenir l'aide d'un expert :

Pour déterminer la raison de votre faible nombre de spermatozoïdes et créer un plan de traitement personnalisé, consultez un urologue ou un expert en fertilité. Ils peuvent vous aider à évaluer vos alternatives et à prendre des décisions adaptées à votre situation particulière.

Sources supplémentaires :

https://www.asrm.org/ est le site Web de l'American Society for Reproductive Medicine (ASRM).
https://www.nichd.nih.gov/health/topics/menshealth/resear chinfo est le site Web des National Institutes of Health (NIH).
La National Infertility Association peut être contactée sur https://resolve.org.
Rappelez-vous que la gestion d'un faible nombre de spermatozoïdes nécessite une stratégie agressive. Vous pouvez augmenter vos chances de devenir parent en adoptant des choix de vie sains, en obtenant des conseils d'experts et en recherchant des alternatives de traitement appropriées.

Soutenir la santé de la thyroïde pour une fertilité optimale

La thyroïde est un organe essentiel qui régule plusieurs processus corporels, tels que la croissance, le développement et le métabolisme. Elle a également un effet majeur sur la fertilité des hommes et des femmes. Voici quelques moyens de promouvoir la santé thyroïdienne pour une fertilité idéale :

Reconnaître la relation :

La triiodothyronine (T3) et la thyroxine (T4) sont les deux principales hormones produites par la glande thyroïde. De nombreuses fonctions, comme l'ovulation, la production de spermatozoïdes et le développement des embryons, sont régulées par ces hormones.
Effets sur la fertilité : L'équilibre hormonal peut être perturbé et la fertilité peut être affectée par une hyperthyroïdie (thyroïde hyperactive) ou une hypothyroïdie (thyroïde sous-active).
Améliorer la fonction thyroïdienne :

Il est important de conserver un poids santé, car l'obésité peut interférer avec la fonction thyroïdienne.

Avoir une alimentation équilibrée : Consommez des aliments riches en iode, comme les fruits de mer, les produits laitiers et le sel iodé. La synthèse des hormones thyroïdiennes nécessite de l'iode.

Réduire la quantité d'aliments transformés : Les glucides raffinés et les graisses nocives contenus dans les régimes transformés peuvent avoir un effet néfaste sur la fonction thyroïdienne.

Gérer le stress : Un stress prolongé peut perturber l'équilibre hormonal de la thyroïde. Utilisez des méthodes de réduction du stress telles que le yoga ou la méditation.

Bien dormir : essayez de bien dormir entre sept et huit heures chaque nuit. La fonction thyroïdienne et d'autres régulations hormonales peuvent être affectées par la perte de sommeil.

Exercice fréquent : L'exercice régulier peut aider le fonctionnement de la thyroïde et améliorer la santé générale.

Obtenir des conseils d'experts :

Tests de la fonction thyroïdienne : parlez à un expert médical si vous avez des difficultés à tomber enceinte ou si vous vous inquiétez pour la santé de votre thyroïde. Pour évaluer votre fonction thyroïdienne, ils peuvent effectuer un test sanguin (taux de TSH).

Options de traitement : votre médecin vous conseillera un traitement approprié, tel que des médicaments ou des changements alimentaires pour corriger vos niveaux d'hormones thyroïdiennes, si un problème de thyroïde est détecté.

Conseils supplémentaires

Méfiez-vous de certains médicaments car ils peuvent interférer avec la fonction thyroïdienne. Parlez à votre médecin de tous les médicaments que vous utilisez actuellement.

Évitez la fumée et la consommation excessive d'alcool : la fertilité générale et la santé thyroïdienne peuvent être affectées par ces comportements.

Pensez à collaborer avec une diététiste certifiée ; ils peuvent vous aider à élaborer un plan alimentaire personnalisé qui favorise à la fois vos objectifs en matière de santé reproductive et thyroïdienne.

Rappel:

Le maintien d'une fonction thyroïdienne adéquate est essentiel à la santé générale et peut augmenter considérablement les chances de réussite d'une grossesse.

Afin de résoudre les problèmes de reproduction, le dysfonctionnement thyroïdien doit être identifié tôt et traité.

Garantir une santé thyroïdienne et une fertilité optimales nécessite de rechercher des consultations personnalisées et des suggestions de traitement auprès d'un professionnel de la santé.

En mettant en œuvre ces suggestions et en obtenant l'assistance d'experts si nécessaire, vous pouvez jeter les bases d'une stratégie de planification familiale réussie et d'une grossesse sans risque.

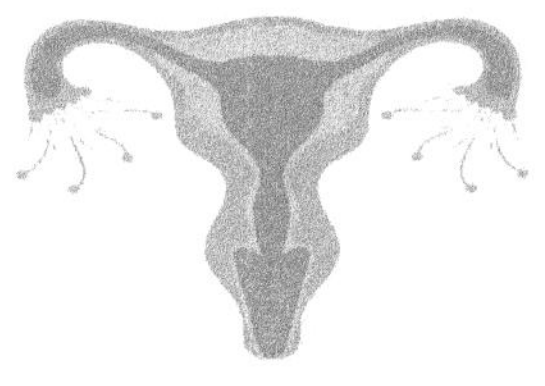

Chapitre 6

Optimiser votre parcours de fertilité : stratégies de soutien supplémentaires

En plus de traiter certains problèmes médicaux, les techniques de soutien supplémentaires suivantes peuvent vous aider à maximiser votre parcours reproductif :

Santé émotionnelle:

Recherchez un soutien émotionnel : vous pouvez gérer les difficultés émotionnelles liées à l'infertilité en discutant avec un thérapeute ou un conseiller spécialisé dans les problèmes de reproduction.

Prenez contact avec des groupes de soutien : participer à des groupes de soutien en personne ou virtuels peut vous aider à développer une compréhension et un sentiment de camaraderie avec d'autres personnes traversant des situations similaires.

Pratiquez la réduction du stress et la pleine conscience : la gestion du stress et le bien-être émotionnel peuvent être améliorés par des pratiques comme le yoga, la méditation et la respiration profonde.

Décisions en matière de vie saine :

Gardez une alimentation équilibrée : pour recevoir les nutriments essentiels à la santé reproductive, adoptez une alimentation riche en fruits, légumes, grains entiers et protéines maigres.

Minimisez les repas transformés, les boissons riches en sucre et les graisses malsaines, car ils pourraient avoir un effet néfaste sur l'équilibre hormonal et la santé générale.

Reposez-vous suffisamment : pour un contrôle hormonal optimal et un bien-être général, visez 7 à 8 heures de bon sommeil par nuit.

Faites de l'exercice régulièrement : L'exercice peut réduire le stress, augmenter la fertilité et améliorer la santé générale. Néanmoins, en faire trop pendant l'exercice pourrait avoir l'effet inverse, alors trouvez un équilibre.

Évitez de fumer et de boire de façon excessive : ces comportements peuvent sérieusement altérer la qualité des ovules et des spermatozoïdes.

traitements complémentaires

Bien que la recherche soit encore en cours, l'acupuncture et l'acupression sont d'anciennes techniques médicales chinoises qui peuvent aider à équilibrer les hormones et à améliorer le flux sanguin vers les organes reproducteurs.
Examinez les remèdes à base de plantes : consultez un herboriste agréé pour connaître les herbes qui pourraient faciliter la conception, mais soyez conscient des effets négatifs possibles et des combinaisons de médicaments.
Rappel:

La clé est la communication : il est essentiel d'avoir une conversation honnête et ouverte avec votre conjoint à chaque étape du processus de reproduction. Parlez honnêtement de vos pensées, de vos émotions et de vos attentes.
Demandez l'avis d'un expert : parler à un médecin spécialiste de la santé reproductive peut vous fournir des conseils individualisés, un diagnostic et des choix de traitement adaptés à votre situation particulière.
Gardez une attitude joyeuse : même si faire face aux problèmes d'infertilité peut être éprouvant sur le plan émotionnel, rester optimiste et se concentrer sur de bonnes stratégies d'adaptation améliorera votre bien-être général et augmentera peut-être vos chances de succès.
Vous pouvez élaborer une stratégie complète pour maximiser votre parcours de fertilité et augmenter vos

chances de tomber enceinte sainement en combinant ces tactiques avec toutes les mesures médicales requises.

Le rôle des suppléments préconceptionnels

Les vitamines prénatales, souvent appelées suppléments préconceptionnels, sont essentielles pour préparer votre corps à une grossesse sûre et réussie. Même s'ils ne garantissent pas la conception, ils peuvent fournir des nutriments essentiels qui améliorent la fertilité masculine et féminine et favorisent la meilleure croissance possible du fœtus.

Avantages des suppléments pour la préconception :

Acide folique : Chez les embryons en croissance, cette vitamine B essentielle réduit considérablement l'incidence des anomalies du tube neural. Toutes les femmes en âge de procréer devraient le faire, même si elles ne tentent pas activement de tomber enceinte.
Vitamines B supplémentaires : La grossesse dépend des vitamines B, telles que B6 et B12, pour la synthèse des globules rouges, le contrôle hormonal et le métabolisme énergétique.

Fer : L'anémie, qui peut avoir un effet néfaste sur la fertilité et l'issue de la grossesse, est un résultat typique d'une carence en fer chez les femmes. Le fer est souvent inclus dans les suppléments prénataux pour favoriser la formation adéquate des globules rouges.

Iode : Ce minéral est essentiel à la fonction thyroïdienne, qui contrôle les hormones liées à la reproduction et au métabolisme.

Choline : Selon des études récentes, la choline pourrait être bénéfique pour la fonction cognitive prénatale et jouer un rôle dans le développement du cerveau.

À qui s'adressent les suppléments préconceptionnels ?

Toute femme fertile : les vitamines prénatales peuvent garantir que vous disposez de réserves suffisantes de nutriments essentiels au cas où vous tomberiez enceinte, même si vous n'essayez pas activement de concevoir.

Femmes ayant des conditions médicales particulières : En plus d'une vitamine prénatale, votre médecin pourrait vous suggérer certains suppléments si vous souffrez d'anémie, d'un déficit nutritionnel reconnu ou d'autres problèmes de santé.

Hommes : Moins d'études ont été réalisées, mais certaines études indiquent que certains nutriments, tels que l'acide folique et le zinc, peuvent améliorer la motilité et la santé des spermatozoïdes. Il est conseillé aux hommes qui envisagent de prendre des vitamines avant la conception d'en parler à un professionnel de la santé.

Points cruciaux à retenir :

Parlez à votre médecin : consultez votre médecin avant de commencer tout nouveau régime de supplémentation, y compris les périodes prénatales. Ils sont en mesure de déterminer vos besoins spécifiques et de vous suggérer le bon type et la bonne quantité de supplément.
Ne sont pas destinés à remplacer une alimentation équilibrée : les suppléments destinés à la préconception ne doivent pas remplacer une alimentation saine et équilibrée. Pour garantir un apport optimal en nutriments clés, essayez de manger un mélange de fruits, de légumes, de grains entiers et de sources de protéines maigres.
Conséquences indésirables possibles : Certaines vitamines prénatales peuvent provoquer de légers effets indésirables chez certaines personnes, comme des nausées ou de la constipation. Parlez à votre médecin de toutes vos inquiétudes ; il ou elle pourrait proposer d'autres solutions.
Rappel:

Les suppléments avant la conception peuvent être un outil utile pour vous aider dans votre parcours reproductif et garantir une grossesse sûre et saine.
Optimiser votre bien-être général et votre santé reproductive nécessite d'en parler à votre médecin et de mener une vie saine.

Étant donné que les besoins et les circonstances de chaque personne sont uniques, il est crucial de demander des conseils personnalisés à un professionnel de la santé.

Grâce à une prise de décision éclairée et aux conseils d'experts, vous pouvez tirer le meilleur parti des vitamines préconceptionnelles et prendre en charge votre parcours vers la parentalité.

Explorer des thérapies alternatives et des approches holistiques

En plus d'explorer des traitements alternatifs et des techniques holistiques en plus ou en complément de la thérapie médicale, de nombreux couples se tournent également vers la médecine traditionnelle lorsqu'ils font face à des difficultés de reproduction. Il est important de garder à l'esprit que ces méthodes ne doivent pas être considérées comme un substitut à l'avis et au diagnostic d'un médecin expert.

Voici quelques méthodes holistiques et traitements alternatifs de fertilité souvent recherchés :

1. Acupuncture : Cette ancienne procédure médicale chinoise implique l'insertion de minuscules aiguilles dans certains endroits du corps. La recherche indique que l'acupuncture pourrait éventuellement améliorer les résultats de fertilité en régulant les hormones, en améliorant le flux sanguin vers les organes reproducteurs et en réduisant les niveaux de stress. Cependant, d'autres études restent à faire dans ce domaine et les circonstances individuelles peuvent affecter le bénéfice d'un traitement.

2. Remèdes à base de plantes : Quelques herbes, notamment la feuille de framboisier rouge, le gattilier et la racine de maca, sont parfois utilisées pour favoriser la fertilité et l'équilibre hormonal. Cependant, en raison du manque d'uniformité en termes de qualité et de dose, des effets secondaires et des interactions possibles avec les produits pharmaceutiques, il est impératif de demander l'avis d'un herboriste certifié ou d'un professionnel de la santé avant de prendre des thérapies à base de plantes.

3. Thérapies corps-esprit : En régulant les hormones et en améliorant le bien-être général, les techniques de gestion du stress comme le yoga, la méditation et les exercices de pleine conscience peuvent avoir une bonne influence sur la fertilité. De plus, ces procédures peuvent fournir des stratégies d'adaptation et un soutien émotionnel pendant le processus de grossesse.

4. Ajustements alimentaires : Une alimentation équilibrée, riche en fruits, légumes, grains entiers et protéines maigres, peut fournir des nutriments essentiels à la santé du système reproducteur. Certaines personnes pourraient également envisager certaines stratégies alimentaires, comme renoncer aux aliments transformés, réduire leur consommation de sucre ou suivre un régime alimentaire axé sur la fertilité. Un plan nutritionnel personnalisé et scientifiquement étayé peut être élaboré avec l'aide d'un diététiste qualifié.

5. Méthodes thérapeutiques conventionnelles : Certaines cultures incluent des méthodes de traitement conventionnelles, telles que la réflexologie, la massothérapie ou des activités spirituelles, dans leur processus de conception. Bien qu'il n'existe aucune preuve scientifique que ces activités puissent augmenter la fertilité, certaines personnes peuvent en tirer un soutien émotionnel et culturel.

Points cruciaux à retenir :

Avant de commencer tout nouveau traitement ou de modifier votre régime alimentaire, demandez toujours conseil à votre professionnel de santé. Ceci est particulièrement important si vous avez des problèmes médicaux sous-jacents ou si vous prenez déjà des médicaments.

Attention aux affirmations non fondées : concernant la fertilité et les médecines alternatives, de nombreuses fausses informations peuvent être trouvées. Il est important de faire des recherches à partir de sources fiables et de ne pas se laisser séduire par des allégations farfelues ou des traitements miraculeux.

Mettez l'accent sur la santé globale : Même si ces méthodes peuvent présenter des avantages, gardez à l'esprit qu'elles doivent être utilisées en complément des soins médicaux traditionnels et d'un mode de vie sain, et non en remplacement de ceux-ci.

Rappel:

La recherche de remèdes holistiques et alternatifs peut être une voie individuelle. Sélectionnez des activités qui améliorent votre bien-être général et qui vous parlent.

Quelles que soient les méthodes que vous décidez d'étudier, il est important que vous et votre professionnel de la santé soyez en contact constant pendant votre parcours reproductif.

Vous pouvez augmenter vos chances de réussir votre grossesse en adoptant une stratégie équilibrée intégrant des méthodes fondées sur des preuves, la médecine traditionnelle et des choix de vie sains.

Vous pouvez concevoir un parcours parental responsabilisant et encourageant en prenant des décisions éclairées tout au long de votre parcours reproductif, en consultant un spécialiste et en envisageant des solutions adaptées à vos besoins et à vos convictions.

.

Quand demander l'aide d'un professionnel et naviguer dans les technologies de procréation assistée

Choisir de demander ou non une assistance professionnelle est une étape importante pour naviguer dans le monde parfois intimidant des problèmes de reproduction. Voici un guide pour vous aider à faire des choix judicieux :

Obtenir l'assistance d'un expert :

En général, si vous essayez de tomber enceinte depuis :
Un an sans réussite (pour les moins de 35 ans).
Sans aucune chance pendant six mois (35 ans ou plus)
** Avoir des symptômes inquiétants, tels que des règles irrégulières, une gêne pelvienne ou des difficultés d'éjaculation ou d'érection.

posséder un problème médical sous-jacent reconnu, tel que le SOPK, l'endométriose ou la varicocèle, qui peut affecter la fertilité.

Votre âge vous inquiète et souhaiteriez discuter des moyens de préserver votre fertilité ?

J'ai fait de nombreuses fausses couches et j'ai besoin d'une évaluation plus approfondie.

Avantages d'obtenir une assistance professionnelle :

Une détection et un traitement précoces peuvent augmenter considérablement les chances de réussite d'une grossesse en s'attaquant aux causes sous-jacentes de l'infertilité.

Conseils personnalisés : un expert médical spécialisé dans la fertilité peut évaluer votre situation particulière, suggérer des examens et des thérapies appropriés et répondre à toutes vos questions ou inquiétudes.

Soutien sur le plan émotionnel : Gérer les difficultés liées à l'infertilité peut être éprouvant sur le plan émotionnel. Un expert médical peut vous accompagner et vous mettre en relation avec des services pour vous aider à faire face aux effets psychologiques de l'infertilité.

Technologies de procréation assistée (ART) :

ART est le terme désignant un ensemble de traitements médicaux utilisés pour aider les couples à devenir enceintes. Votre médecin devrait examiner ces possibilités avec vous à la lumière de vos besoins et de votre situation uniques. Plusieurs techniques ART typiques consistent en :

Lors de l'insémination intra-utérine (IIU), les spermatozoïdes sont concentrés et nettoyés avant d'être placés directement dans l'utérus.

À l'aide d'une technique connue sous le nom de fécondation in vitro (FIV), les ovules sont retirés des ovaires, fécondés en laboratoire avec du sperme et les embryons résultants sont placés dans l'utérus.

Injection intracytoplasmique de spermatozoïdes (ICSI) : Pour féconder un ovule, un seul spermatozoïde est injecté directement dans la cellule.

Dans le cas de la maternité de substitution, une autre femme tombe enceinte et accouche au nom des futurs parents.

Points cruciaux à retenir :

Les traitements TAR peuvent être coûteux et certaines polices d'assurance peuvent ne pas les couvrir. Discutez avec votre professionnel de la santé des conséquences financières et étudiez les alternatives d'aide financière.

Les traitements ARV peuvent être physiquement et psychologiquement éprouvants. Avant de faire un choix, il est essentiel de comprendre la procédure, les risques éventuels et les ramifications émotionnelles.

Les taux de réussite peuvent varier en fonction d'un certain nombre de variables. Il est donc important de définir des attentes raisonnables et d'être honnête à leur sujet avec votre médecin.

Rappel:

Il est important de remédier aux difficultés de reproduction et d'envisager vos alternatives le plus tôt possible en consultant un spécialiste.

Lorsqu'il s'agit de thérapie de fertilité, il n'existe pas de solution universelle. Le plan d'action optimal variera en fonction de vos besoins et circonstances uniques.

Tout au long de votre parcours reproductif, il est essentiel de maintenir des lignes de contact ouvertes avec votre professionnel de la santé et d'avoir des conversations franches sur vos espoirs et vos inquiétudes.

Vous pouvez explorer différentes voies pour atteindre vos objectifs de création de famille et traverser les subtilités des problèmes de reproduction en obtenant de manière proactive l'aide d'experts, en étant conscient de vos alternatives et en prenant des décisions éclairées.

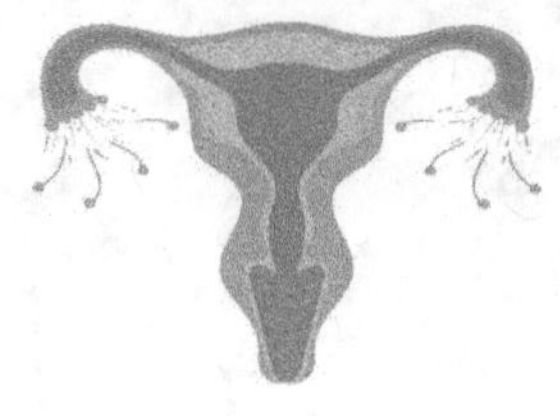

Chapitre 7

Nourrir votre grossesse : maintenir un niveau optimal

Salutations pour votre naissance imminente ! Une alimentation appropriée est essentielle pour soutenir la croissance de votre bébé ainsi que la vôtre pendant cette période passionnante et transformatrice. Voici les éléments importants à garder à l'esprit pour nourrir votre grossesse :

Créer un régime équilibré :

Donnez la priorité aux fruits, aux légumes, aux grains entiers, aux sources de protéines maigres et aux graisses saines lorsqu'il s'agit de manger des repas complets et non transformés. Ces aliments fournissent des nutriments essentiels, des fibres, des vitamines et des minéraux nécessaires pendant la grossesse.

Inclure la diversité : Pour garantir une grande variété de nutriments, essayez d'inclure une variété de fruits et de légumes dans votre alimentation, tant en termes de couleur que de nature.

Sélectionnez des sources de protéines maigres : Si vous avez besoin de protéines pour le développement et la réparation des tissus, choisissez des viandes maigres, de la volaille, du poisson, des œufs, des haricots, des lentilles et du tofu.

Ajoutez de bonnes graisses : ajoutez votre part de graisses saines pour le cœur provenant des noix, des graines, des avocats et de l'huile d'olive. La santé générale et le développement du cerveau embryonnaire dépendent de ces lipides.

Restez hydraté : Pour maintenir de nombreux processus corporels et rester hydraté, buvez beaucoup d'eau tout au long de la journée.

Éléments cruciaux pour un bébé en pleine croissance :

Acide folique : essentiel pour protéger les bébés en pleine croissance contre les anomalies du tube neural. Avant de tomber enceinte et tout au long de la grossesse, essayez d'en consommer 400 microgrammes chaque jour.

Fer : Favorise la synthèse des globules rouges et protège de l'anémie. Ajoutez des aliments riches en fer à votre alimentation, comme des légumes-feuilles foncés, des haricots, des lentilles et des viandes maigres.

Calcium : Un minéral nécessaire à la santé de vos dents et de vos os, ainsi qu'à ceux de votre bébé. Mangez des repas enrichis en calcium, en légumes-feuilles et en produits laitiers.

Vitamine D : Favorise la croissance des os et aide l'organisme à absorber le calcium. Visez l'exposition au soleil et mangez des aliments riches en vitamine D, comme les œufs et les poissons gras.

Le développement du cerveau embryonnaire dépend fortement de la choline. Le foie, les œufs et certaines noix sont de riches sources de choline.

Conseils supplémentaires :

Limitez les boissons sucrées, les repas transformés et les graisses nocives : ces aliments peuvent entraîner une prise de poids involontaire et avoir peu d'avantages nutritionnels.

Examinez les étiquettes des aliments : faites attention à la taille des portions et choisissez des alternatives contenant moins de sucre et de sel ajoutés.

Mangez en conscience : savourez votre repas, mangez lentement et faites attention aux signaux de faim et de satiété de votre corps.

Cuisinez plus souvent à la maison : cela vous permet de choisir des repas plus sains et de garder le contrôle sur les composants.

Ne manquez jamais un repas : afin de maintenir votre niveau d'énergie et d'éviter les fringales, essayez de prendre des repas et des collations réguliers tout au long de la journée.

À la recherche de conseils d'experts :

Parlez à un diététicien qualifié; ils peuvent concevoir un menu personnalisé en fonction de vos exigences et de vos goûts uniques pendant la grossesse.

Consultez votre médecin : parlez à quelqu'un de toute question ou préoccupation nutritionnelle que vous pourriez avoir, en particulier si vous avez des problèmes médicaux sous-jacents.

Rappel:

Prendre des décisions réfléchies qui favorisent la meilleure santé possible pour vous et votre enfant à naître, c'est ce que signifie nourrir votre grossesse au lieu de suivre strictement un régime.

Soyez attentif à votre corps et à ses exigences, et n'hésitez pas à faire appel à un expert pour des conseils et une assistance personnalisés.

Savourez ce moment unique et prenez la route pour subvenir aux besoins de votre famille agrandie !

Santé pour maman et bébé

Considérations nutritionnelles pendant la grossesse

Problèmes nutritionnels liés à la grossesse : nourrir à la fois vous et votre enfant à naître

Salutations pour votre naissance imminente ! Pendant cette période, vous et la croissance de votre bébé avez besoin des éléments fondamentaux qu'offre une bonne alimentation, ainsi que du maintien de votre propre santé. Voici quelques facteurs alimentaires importants à retenir :

Assemblage d'une plaque d'équilibre :

Donnez la priorité aux fruits, aux légumes, aux grains entiers, aux sources de protéines maigres et aux graisses saines lorsqu'il s'agit de manger des repas complets et non transformés. Ces aliments fournissent des nutriments essentiels, des fibres, des vitamines et des minéraux nécessaires pendant la grossesse.

La variété est essentielle. Pour garantir une grande variété de nutriments, essayez d'inclure une variété de fruits et de légumes dans votre alimentation, tant en termes de couleur que de nature.

Options de protéines maigres : Si vous avez besoin de protéines pour le développement et la réparation des tissus, choisissez des viandes maigres, de la volaille, du poisson, des œufs, des haricots, des lentilles et du tofu.

Graisses saines : consommez des graisses provenant de noix, de graines, d'avocats et d'huile d'olive, entre autres sources. La santé générale et le développement du cerveau embryonnaire dépendent de ces lipides.

Restez hydraté : Pour maintenir de nombreux processus corporels et rester hydraté, buvez beaucoup d'eau tout au long de la journée.

Éléments cruciaux pour un bébé en pleine croissance :

Acide folique : essentiel pour protéger les bébés en pleine croissance contre les anomalies du tube neural. Avant de tomber enceinte et tout au long de la grossesse, essayez d'en consommer 400 microgrammes chaque jour.

Fer : Favorise la synthèse des globules rouges et protège de l'anémie. Ajoutez des aliments riches en fer à votre alimentation, comme des légumes-feuilles foncés, des haricots, des lentilles et des viandes maigres.

Calcium : Un minéral nécessaire à la santé de vos dents et de vos os, ainsi qu'à ceux de votre bébé. Mangez des repas enrichis en calcium, en légumes-feuilles et en produits laitiers.

Vitamine D : Favorise la croissance des os et aide l'organisme à absorber le calcium. Visez l'exposition au soleil et mangez des aliments riches en vitamine D, comme les œufs et les poissons gras.

Le développement du cerveau embryonnaire dépend fortement de la choline. Le foie, les œufs et certaines noix sont de riches sources de choline.

Conseils supplémentaires :

Limitez les boissons sucrées, les repas transformés et les graisses nocives : ces aliments peuvent entraîner une prise de poids involontaire et avoir peu d'avantages nutritionnels.

Examinez les étiquettes des aliments : faites attention à la taille des portions et choisissez des alternatives contenant moins de sucre et de sel ajoutés.

Mangez en conscience : savourez votre repas, mangez lentement et faites attention aux signaux de faim et de satiété de votre corps.

Cuisinez plus souvent à la maison : cela vous permet de choisir des repas plus sains et de garder le contrôle sur les composants.

Ne manquez jamais un repas : afin de maintenir votre niveau d'énergie et d'éviter les fringales, essayez de prendre des repas et des collations réguliers tout au long de la journée.

À la recherche de conseils d'experts :

Parlez à un diététicien qualifié; ils peuvent concevoir un menu personnalisé en fonction de vos exigences et de vos goûts uniques pendant la grossesse.

Consultez votre médecin : parlez à quelqu'un de toute question ou préoccupation nutritionnelle que vous pourriez avoir, en particulier si vous avez des problèmes médicaux sous-jacents.

Rappel:

Prendre des décisions réfléchies qui favorisent la meilleure santé possible pour vous et votre enfant à naître, c'est ce que signifie nourrir votre grossesse au lieu de suivre strictement un régime.

Soyez attentif à votre corps et à ses exigences, et n'hésitez pas à faire appel à un expert pour des conseils et une assistance personnalisés.

Savourez ce moment unique et prenez la route pour subvenir aux besoins de votre famille agrandie !

Points supplémentaires à prendre en compte :

Durant la grossesse, les aversions et désirs alimentaires sont fréquents. Bien qu'il soit crucial de prêter attention aux signaux de votre corps, essayez de découvrir des substituts plus sains aux repas que vous détestez afin d'assouvir vos envies plutôt que de les supprimer complètement.

Nausées matinales : il peut être difficile de manger en cas de nausées et de vomissements. Choisissez des aliments fades et faciles à digérer, mangez des repas plus petits et plus fréquents et restez hydraté avec de petites gorgées d'eau ou de thé au gingembre.

Addenda : Il est conseillé de prendre des vitamines prénatales pour compenser d'éventuelles carences alimentaires et garantir que vous consommez suffisamment de nutriments dont votre enfant à naître a besoin pour grandir. Renseignez-vous auprès de votre médecin quelle vitamine prénatale vous convient le mieux. Vous pouvez vous assurer de donner à votre enfant à naître le meilleur départ nutritionnel possible dans la vie en adhérant à ces recommandations et en obtenant des conseils d'experts si nécessaire.

Vitamines et minéraux prénatals essentiels

Une grossesse saine dépend des vitamines et des minéraux prénatals. Ils vous fournissent, à vous et à votre enfant, la nourriture dont ils ont besoin pour grandir et se développer. Voici quelques-uns des vitamines et minéraux les plus essentiels pour les femmes enceintes :

Acide folique : Cette vitamine B aide à prévenir les anomalies du tube neural comme le spina bifida. Avant de tomber enceinte et tout au long de la grossesse, essayez d'en consommer 400 microgrammes chaque jour.
Photo de la vitamine prénatale acide foliqueFonctions comme une nouvelle fenêtre

amazon.com

Acide folique nutritif prénatal

Fer : Le fer facilite le transport de l'oxygène vers votre corps et vers votre fœtus. Parce que votre volume sanguin augmente pendant la grossesse, c'est très crucial. Essayez d'en consommer 27 mg chaque jour.

Une illustration de la vitamine prénatale contenant du ferFonctions dans une nouvelle fenêtre

amazon.com

vitamine prénatale contenant du fer

Calcium : La santé des os et des dents de votre enfant à naître dépend du calcium. Essayez d'en consommer 1 000 mg chaque jour.

Une illustration de la vitamine calcium prénataleFonctions comme une nouvelle fenêtre

amazon.com

Vitamine Calcium Prénatal

Vitamine D : La vitamine D facilite l'absorption du calcium par l'organisme. Chaque jour, essayez d'atteindre 600 unités internationales (UI).

Une illustration d'une vitamine D prénataleFonctionne comme une nouvelle fenêtre

www.americanpregnancy.org

Vitamine D prénatale

Choline : Le développement du cerveau embryonnaire dépend de la choline. Essayez d'en consommer 450 mg chaque jour.

Photo de la vitamine choline prénataleFonctions comme une nouvelle fenêtre

amazon.com

Vitamine choline prénatale

Iode : L'iode est nécessaire au développement du cerveau fœtal et de la fonction thyroïdienne. L'objectif est de 150 microgrammes par jour.

Photo de la vitamine iode prénataleFonctions comme une nouvelle fenêtre

amazon.com

Vitamine iodée prénatale

Les autres nutriments essentiels à prendre en compte pendant la grossesse sont :

Vitamine B6 : Aide à réduire les nausées et vomissements liés à la grossesse.

Vitamine B12 : Essentielle à l'activité des neurones et des globules rouges.

Vitamine C : Aide à la synthèse du collagène et au soutien du système immunitaire.

Zinc : Essentiel au développement cellulaire et à la cicatrisation des plaies.

Il est essentiel que vous discutiez de la meilleure vitamine prénatale pour vous avec votre médecin. De plus, ils pourraient suggérer des suppléments supplémentaires, notamment du DHA, un acide gras oméga-3 essentiel à la croissance du cerveau.

Voici quelques conseils supplémentaires sur la prise de vitamines pendant la grossesse :

Consommez des repas tout en prenant votre vitamine prénatale pour améliorer l'absorption.

Consultez votre médecin au sujet d'une vitamine prénatale liquide ou à croquer si vous avez des difficultés à avaler des pilules.

Ne prenez pas plus de vitamines prénatales que ce qui est prescrit.

Vous pouvez contribuer à une grossesse saine pour vous et votre enfant à naître en prenant des vitamines et des minéraux prénatals.

Gérer les inconforts courants de la grossesse grâce à l'alimentation

Même si vous ne pouvez pas totalement éviter tous les désagréments de la grossesse, vous pouvez contrôler certains symptômes typiques grâce à des choix alimentaires particuliers :

vomissements et nausées (nausées matinales) :

Mangez plus souvent et en petites portions ; évitez les repas copieux qui pourraient vous déranger l'estomac.

Choisissez des aliments simples et faciles à digérer : choisissez des toasts, des craquelins, des céréales sèches, des pommes ou des bananes et du yogourt nature.

Restez hydraté : pour éviter d'être déshydraté, buvez beaucoup d'eau, de thé au gingembre ou de bouillons clairs tout au long de la journée.

Évitez les déclencheurs : déterminez quels aliments, tels que les repas gras, épicés ou à forte odeur, vous font vous sentir plus mal et évitez-les.

Diarrhée et brûlures d'estomac :

Consommez plus souvent et en petites portions pour faciliter une meilleure digestion et soulager la tension de votre estomac.

Évitez les aliments déclencheurs : reconnaissez et évitez les aliments qui aggravent les brûlures d'estomac, comme ceux qui sont frits, épicés, acides ou gras.

Mâchez bien et doucement vos aliments pour faciliter une meilleure digestion. La prise d'air peut aggraver les brûlures d'estomac.

Levez la tête pendant que vous dormez pour éviter le reflux d'acide gastrique dans votre œsophage. Vous pouvez également utiliser davantage d'oreillers ou une position de sommeil inclinée.

Constipation:

Mangez plus de fruits, de légumes et de grains entiers pour augmenter votre consommation de fibres. Ces aliments sont riches en fibres et favorisent la régularité.

Buvez beaucoup d'eau : Consommer suffisamment d'eau ramollit les selles et évite la constipation.

Les pruneaux ou le jus de pruneaux sont des laxatifs naturels qui peuvent aider à soulager la constipation.

Restez actif : faire de l'exercice régulièrement peut aider à stimuler votre système digestif.

Fatigué:

Sélectionnez des glucides complexes pour une libération d'énergie prolongée, comme les grains entiers, les fruits et les légumes.

Chaque repas doit contenir des protéines, car elles aident à contrôler la glycémie et prolongent la sensation de satiété.

Restez hydraté car la déshydratation peut exacerber la lassitude. L'eau est votre meilleure boisson tout au long de la journée.

Reposez-vous suffisamment ; essayez de bien dormir sept à huit heures chaque nuit.

Envies et aversions pour la nourriture :

Observez les signaux de votre corps : il est essentiel de ne pas vous priver totalement des repas que vous détestez, mais vous ne devriez pas vous sentir obligé de trop céder à des impulsions malsaines.

Recherchez des options plus saines : si vous aimez le sucré, optez pour du chocolat noir, des fruits ou un yaourt aromatisé au miel. Essayez du pop-corn soufflé à l'air ou des amandes non salées pour satisfaire vos besoins en sel.

Donnez la priorité à une alimentation équilibrée : pour satisfaire tous vos besoins nutritionnels, assurez-vous de manger une gamme de repas riches en nutriments.

Rappel:

Ce ne sont que des suggestions ; la réaction de chaque personne peut être différente.

Si vous êtes enceinte et souhaitez des recommandations et des conseils nutritionnels adaptés à vos besoins et préférences, parlez-en à votre médecin ou à un diététiste qualifié.

S'il est important de maintenir une bonne alimentation pour contrôler les inconforts, cela ne suffit peut-être pas pour les éradiquer totalement.

En mangeant consciemment et en obtenant l'aide d'un professionnel si nécessaire, vous pouvez gérer les inconforts typiques de la grossesse et soutenir la santé générale tout au long de votre voyage.

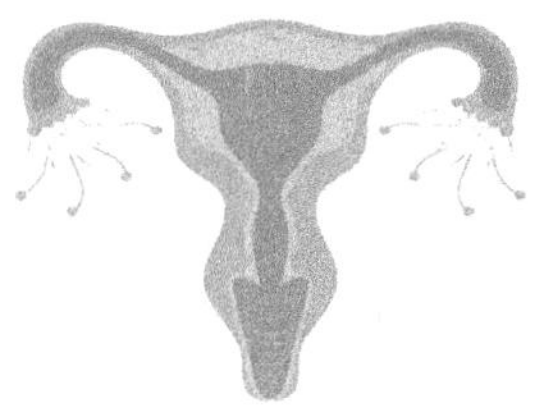

Chapitre 8

Au-delà de la grossesse : nourrir votre famille pour une santé tout au long de votre vie

L'adoption précoce de bonnes pratiques alimentaires jette les bases d'un bien-être à long terme. Voici quelques éléments essentiels à garder à l'esprit lorsque vous vous préparez à devenir parent et à élever votre famille :

Créer des routines de bien-être pour tous :

Faites découvrir aux enfants une large gamme d'aliments : dès le plus jeune âge, proposez une sélection variée de fruits, de légumes, de grains entiers, de sources de protéines maigres et de graisses saines. Cela encourage les enfants à essayer une variété de goûts et de textures et les aide à développer leur palais.

Donnez l'exemple aux autres : les enfants acquièrent des connaissances en voyant leurs parents. Lorsque cela est possible, incluez les enfants dans la planification des repas et dans les courses, et prenez vous-même des décisions saines.

Accordez plus d'attention aux dîners de famille : partager un repas en famille renforce les liens, favorise la communication et vous permet de donner l'exemple en matière de bonnes habitudes alimentaires.

Limitez les boissons sucrées, les repas transformés et les graisses nocives : ceux-ci ont peu de valeur nutritionnelle et, avec le temps, peuvent conduire à des habitudes alimentaires nocives.

Facilitez la consommation de collations saines : Pour éviter la faim entre les repas, faites le plein d'aliments facilement accessibles, comme des craquelins à grains entiers, des amandes, des fruits et des légumes.

Ensemble, lisez les étiquettes des aliments : pour aider les enfants à prendre des décisions judicieuses, soulignez la valeur des composants et les quantités des portions.

Au service de différents groupes d'âge :

Pendant la première année, donnez à votre nourrisson ou à votre tout-petit uniquement du lait maternel ou du lait maternisé. Ensuite, introduisez progressivement des repas solides adaptés à l'âge. Servez d'abord les viandes en purée, les céréales cuites et la purée de fruits et de légumes.

Enfants d'âge préscolaire : donnez un encadrement mais encouragez également la liberté et la découverte. Présentez de petites portions d'amuse-gueules et laissez les enfants choisir des sélections saines.

Enfants à l'école : offrez-leur des boîtes à lunch saines et laissez-les vous aider à organiser les repas. Encouragez la participation à des activités liées à la préparation de repas adaptées à l'âge.

Adolescents : parlez de leurs propres préférences et de leur indépendance croissante. Promouvoir des choix sains en étant transparent et en offrant des conseils.

Conseils supplémentaires :

Utilisez votre imagination lors de la préparation des repas : rendez le repas agréable et esthétique, en particulier pour les petits enfants.

Incitez les enfants à participer au jardinage ou à aller aux marchés de producteurs pour les aider à développer le respect d'une alimentation saine et à établir un lien avec la source de leur nourriture.

Honorez les récompenses non alimentaires : évitez la nourriture des récompenses et des punitions. Promouvez les comportements sains en les récompensant et en les félicitant.

Demandez l'avis d'un expert : pour obtenir des conseils personnalisés sur l'élaboration d'un plan alimentaire complet et adapté à la famille, parlez à une diététiste professionnelle.

Rappel:

Développer une alimentation saine est un processus plutôt qu'un objectif final. Soyez persévérant, patient et reconnaissant de vos réalisations au fur et à mesure.

Comme chaque famille est unique, il n'existe pas de stratégie unique qui convienne à toutes. Adaptez ces suggestions à vos propres exigences et goûts.

Établir une atmosphère stimulante et optimiste autour de la nourriture est essentiel pour établir des liens durables et sains avec la nourriture pour toute la famille.

L'adoption précoce de pratiques alimentaires saines et un bon exemple peuvent permettre à votre famille de prendre des décisions éclairées et d'adopter un mode de vie axé sur le bien-être.

Établir de saines habitudes alimentaires pour votre enfant

Il est essentiel pour la santé physique et mentale à long terme de votre enfant de lui inculquer de bonnes habitudes alimentaires. Voici quelques tactiques essentielles pour y parvenir :

Découverte et exposition précoces :

Commencez tôt : vers six mois, commencez à introduire des repas solides tout en allaitant ou en utilisant du lait maternisé.

Offrez une variété de goûts et de textures : dès le plus jeune âge, initiez votre enfant à une variété de fruits, de légumes, de céréales nutritives et de sources de protéines maigres. Cela les empêche de devenir des mangeurs capricieux et les aide à développer leur palette.

Rendez-le divertissant et intéressant : encouragez-le à enquêter sans lui faire pression, incluez-le dans la préparation des repas et fournissez-lui de la nourriture de manière agréable.

Environnement optimal pour les repas :

Prendre des repas en famille renforce les liens, vous permet de donner l'exemple de bonnes habitudes alimentaires et crée des amorces de discussion.

Établissez un environnement tranquille et décontracté en éloignant la technologie de la table et en vous concentrant sur le partage du repas les uns avec les autres.

Réduisez les distractions extérieures : éteignez la télévision et évitez de faire respecter la discipline pendant les repas.

Établir des limites et des orientations :

Proposez des options dans des limites raisonnables : donnez à votre enfant le choix entre quelques alternatives saines afin qu'il se sente habilité à prendre ses propres décisions.

Observez vos signaux de satiété : évitez de faire pression sur vos enfants pour qu'ils mangent tout dans leur assiette. Donnez-leur la liberté de suivre les signaux de faim et de satiété de leur corps.

Mettez l'accent sur les commentaires encourageants : au lieu de condamner les personnes qui n'aiment pas, félicitez-les d'avoir essayé de nouveaux repas et de faire de bons choix.

Faire des choix sains et accessibles :

Remplissez votre réfrigérateur et votre garde-manger d'aliments sains : proposez à tout moment des options saines pour les repas et les collations.

Réduisez votre consommation d'aliments transformés, de boissons riches en sucre et de graisses malsaines, car ils ont peu d'avantages nutritionnels et peuvent conduire à de mauvaises habitudes alimentaires.

Préparez des collations saines à l'avance : avoir des fruits, des légumes et des céréales complètes précoupés facilement accessibles aidera à réduire les fringales nocives.

Utilisez votre imagination pour préparer des repas nutritifs : essayez plusieurs recettes, faites participer vos enfants à la préparation et proposez des aliments sains de manière attrayante.

Conseils supplémentaires :

Il faut du temps et du travail pour prendre de bonnes habitudes, alors soyez persévérant et patient. Restez optimiste malgré les obstacles et continuez à proposer une gamme de choix sains.

Donnez l'exemple aux autres : les enfants acquièrent des connaissances en voyant leurs parents. Prenez des décisions saines pour vous-même et montrez que vous avez une bonne vision de la bonne alimentation.

Demandez l'avis d'un expert : pour obtenir des conseils et une assistance personnalisés si vous rencontrez des difficultés, parlez à un médecin ou à un diététiste professionnel.

Rappel:

Comme chaque enfant est unique, il n'existe pas de méthode universelle. Effectuez ces ajustements en fonction des goûts particuliers et du stade de développement de votre enfant.

Établir une atmosphère constructive et encourageante autour de la nourriture est essentiel pour que votre enfant développe des liens sains avec la nourriture.

Il est possible de permettre à votre enfant de prendre de bonnes habitudes alimentaires tout au long de sa vie en étant patient, persévérant et en donnant l'exemple positif.

Favoriser l'amour de la vraie nourriture dès le début

Établir une passion précoce pour la nourriture authentique chez votre enfant jette les bases d'un lien positif avec la nourriture tout au long de sa vie. Voici quelques tactiques essentielles pour y parvenir :

Première expérience et connexions favorables :

Commencez par l'allaitement ou l'alimentation au lait maternisé : cela crée un lien solide entre le parent et l'enfant et fournit des nutriments essentiels.
Vers six mois, introduisez des aliments solides : utilisez des amuse-gueules, de la purée de pommes de terre et des purées pour offrir une gamme de goûts et de textures.
Rendez les repas agréables et intéressants : établissez un environnement calme, incluez votre enfant d'une manière acceptable pour son âge et utilisez une présentation amusante.

Mettez l'accent sur la découverte et l'exploration : encouragez votre enfant à toucher, sentir et goûter librement divers aliments.

Montrer l'exemple :

Adoptez un mode de vie sain : les enfants apprennent des leçons de vie en voyant leurs parents. Prenez des décisions saines, cuisinez avec les autres et montrez votre admiration pour la nourriture authentique.

Minimisez votre consommation de repas transformés et de boissons sucrées, car ils ont peu de valeur nutritionnelle et peuvent vous empêcher de développer un désir de nourriture authentique.

Faites de la cuisine à la maison une priorité. Dans la mesure du possible, recommencez à zéro en utilisant des ingrédients entiers et frais. Cela vous donne la possibilité de choisir des ingrédients et de préparer des repas savoureux et sains.

Apporter du plaisir et de l'accessibilité à la vraie nourriture :

Utilisez votre créativité lors de la création de plats. Essayez différents goûts, textures et couleurs pour offrir à vos enfants des repas nutritifs et amusants à regarder.

Impliquez vos enfants dans la cuisine : les tâches adaptées à l'âge qui favorisent l'appropriation et la participation comprennent la lessive des légumes, la préparation de la table et le brassage.

Allez dans les jardins ou les marchés de producteurs : apprenez à votre enfant la valeur des légumes frais de saison et établissez un lien entre eux et la source de leurs repas.

Célébrez la cuisine en découvrant d'autres cultures : éduquez les enfants sur une variété de goûts et de cuisines pour faire de manger une expérience éducative agréable.

Conseils supplémentaires :

Il faut du temps et du travail pour prendre de bonnes habitudes, alors soyez persévérant et patient. Restez optimiste malgré les obstacles et continuez à proposer une gamme de choix sains.

Mettez l'accent sur les commentaires encourageants : au lieu de réprimander ce qu'il n'aime pas, félicitez votre enfant pour avoir essayé différents repas et pris des décisions saines.

Une instruction douce est la meilleure façon de gérer les difficultés alimentaires. Ne les obligez pas à manger ou à utiliser de la nourriture comme récompense ou punition. Offrir des options dans des limites raisonnables et promouvoir l'enquête sans coercition.

Demandez l'avis d'un expert : pour obtenir des conseils et une assistance personnalisés si vous rencontrez des difficultés, parlez à un médecin ou à un diététiste professionnel.

Rappel:

Puisque chaque enfant est différent, leur lien avec la nourriture se développera à un rythme différent.

Créer une atmosphère accueillante et optimiste autour de la nourriture est essentiel pour développer une passion pour la nourriture authentique.

Il est possible de permettre à votre enfant d'acquérir de bonnes habitudes alimentaires durables en étant patient, persévérant et en donnant l'exemple positif.

En utilisant ces techniques, vous pouvez fournir à votre enfant les bases nécessaires pour comprendre et valoriser la vraie nourriture, en encourageant ainsi une connexion positive et durable avec elle.

Maintenir votre propre santé et votre bien-être

En tant que parent, il est important de prendre soin de votre santé et de votre bien-être, tant pour votre bénéfice personnel que pour votre capacité à prodiguer les soins appropriés à votre enfant. Voici quelques tactiques essentielles pour maintenir votre bien-être et mettre l'accent sur les soins personnels :

Condition physique:

Gardez votre alimentation équilibrée en nourrissant votre corps avec des repas de toutes les catégories alimentaires. Cela vous fournira l'énergie et l'endurance dont vous avez besoin pour répondre aux exigences de la maternité.

Faites de l'exercice régulier une priorité : faites quelque chose d'actif que vous aimez faire, même s'il ne s'agit que d'une petite promenade ou d'une petite pratique de yoga. La plupart des jours de la semaine, essayez de faire au moins 30 minutes d'exercice d'intensité modérée.

Reposez-vous suffisamment ; essayez de bien dormir sept à huit heures chaque nuit. Créez un rituel nocturne apaisant et respectez un horaire de sommeil régulier.

Planifiez des examens de routine : consultez votre médecin pour des examens de routine et soignez immédiatement tout problème de santé.

Santé émotionnelle et mentale :

Utilisez des stratégies de réduction du stress : ces stratégies, qui comprennent des exercices de respiration profonde, de méditation et de pleine conscience, peuvent vous aider à contrôler votre stress et à préserver votre équilibre émotionnel.

Réservez du temps pour vous détendre : prévoyez du temps pour vos passe-temps préférés, comme la lecture, la randonnée ou passer du temps avec votre famille et vos amis.

Demandez de l'aide : si vous avez besoin de soutien émotionnel ou de conseils, n'hésitez pas à demander à votre conjoint, à votre famille, à vos amis ou à un thérapeute.

Établissez des limites : pour éviter de vous sentir surchargé, apprenez quand dire non et attribuez des tâches aux autres.

Conseils supplémentaires :

Ne soyez jamais gêné de demander de l'aide à votre partenaire, à votre famille ou à vos amis pour les courses, la garde des enfants ou les tâches domestiques.

Établissez un lien avec d'autres parents : créez un réseau de soutien avec d'autres parents qui connaissent les difficultés et les avantages de la parentalité.

Honorez les réalisations modestes : accordez-vous du temps pour célébrer vos réussites et rappelez-vous les bons moments que vous avez passés en tant que parent.

Demandez l'aide d'un professionnel : n'ayez pas peur de consulter un thérapeute ou un conseiller si vous souffrez de stress, d'anxiété ou de dépression continus.

Rappel:

Il n'est pas égoïste de donner la priorité à votre santé ; cela est nécessaire pour être un parent présent et en bonne santé.

Prendre soin de vous vous permet de mieux prendre soin de votre enfant et favorise un foyer heureux et stimulant.

Il n'existe pas de stratégie unique pour prendre soin de soi. Essayez plusieurs choses jusqu'à ce que vous découvriez ce qui maintient le mieux votre santé émotionnelle, mentale et physique.

En utilisant ces techniques et en faisant des soins personnels une priorité, vous pouvez prendre soin de votre propre santé et créer une atmosphère de soutien dans laquelle vous et votre enfant pouvez vous épanouir.

Cultiver une relation positive avec la nourriture et l'image corporelle tout au long de votre parcours de fertilité

Les difficultés de fertilité peuvent parfois être liées à des sentiments compliqués liés à l'alimentation et à l'image corporelle. Il est important de garder à l'esprit qu'avoir un lien sain avec la nourriture et votre corps peut être puissant tout au long de ce voyage, et que votre valeur n'est pas déterminée par votre capacité à concevoir.

Changeant de sujet:

Du « régime » au « nourrissant » : considérez la nourriture comme une source de subsistance qui renforce votre corps et votre esprit, au lieu de vous concentrer sur la réduction de poids ou les régimes restrictifs. Adoptez une stratégie équilibrée basée sur des aliments entiers et non transformés.

Des « défauts » aux « points forts » : Reconnaissez et valorisez les pouvoirs et talents particuliers de votre corps. Honorez sa ténacité et son incroyable potentiel.

Passer du « contrôle » à « l'acceptation » : reconnaissez que tout est hors de votre contrôle, même le déroulement de votre parcours reproductif. Faites attention aux choses que vous pouvez gérer, comme vos décisions, votre attitude et vos routines de soins personnels.

Grandir dans l'auto-compassion

Mangez consciemment en étant conscient des signaux de faim de votre corps et en vous arrêtant lorsque vous êtes satisfait mais sans excès. Évitez les discours intérieurs négatifs et l'alimentation émotionnelle.

Identifiez et combattez les idées négatives que vous pourriez avoir à propos de votre corps en utilisant des mantras d'auto-compassion et des affirmations positives.

Adoptez la neutralité corporelle : essayez de ne pas comparer votre corps à celui des autres et de ne pas rechercher une apparence parfaite. Au lieu de cela, acceptez-le tel qu'il est.

Développer des routines saines :

Prenez plus de temps pour cuisiner : c'est un passe-temps réfléchi et attentionné qui vous permet de contrôler les ingrédients.

Bougez votre corps avec joie en vous engageant dans des activités agréables qui mettent en valeur l'amplitude des mouvements et les capacités de votre corps, comme la danse, la natation ou la marche.

Établissez des liens avec les autres : encouragez les personnes qui valorisent la positivité corporelle et reconnaissent votre chemin spécifique.

Demandez l'aide d'un professionnel : si vous rencontrez des problèmes de troubles de l'alimentation ou si vous avez une mauvaise image corporelle, vous souhaiterez peut-être consulter un diététiste ou un thérapeute certifié spécialisé dans ces domaines.

Sources supplémentaires :

https://www.nationaleatingdisorders.org/ est le site Web de la National Eating Disorders Association (NEDA).

Le corps positif : https://thepositivebody.org/

L'Association Taille, Diversité et Santé (ASDAH)

Rappelez-vous que développer une relation saine avec la nourriture et votre image corporelle est un processus plutôt qu'une destination. Tout au long de votre quête pour tomber enceinte, prenez soin de vous, reconnaissez vos réalisations et soyez patient avec vous-même. Quel que soit votre type de corps ou votre niveau de fertilité, vous êtes digne d'amour et de respect.

L'effet des vrais aliments sur la fertilité

L'intérêt scientifique pour la relation entre la « vraie nourriture » et la fertilité se développe à mesure que de plus en plus de données soulignent les avantages possibles de cette relation. Bien qu'il soit important de garder à l'esprit qu'aucun régime ne garantira la conception, l'inclusion d'aliments entiers riches en nutriments dans votre parcours de fertilité peut aider dans de nombreux domaines importants :

Équilibre hormonal :

Régulation de l'insuline : des recherches indiquent que les boissons riches en sucre et les glucides transformés peuvent altérer la sensibilité à l'insuline, entraînant des anomalies hormonales telles que le syndrome des ovaires polykystiques (SOPK). Les vrais aliments, riches en fibres et en glucides complexes, peuvent aider à maintenir des niveaux d'hormones normaux et à réguler l'insuline.

Inflammation : Un certain nombre de problèmes de reproduction sont associés à une inflammation chronique. Les fruits, les légumes et les acides gras oméga-3 du poisson sont riches en éléments anti-inflammatoires qui peuvent aider à réduire l'inflammation et à améliorer la qualité des ovules et du sperme.

Métabolisme des œstrogènes : la recherche indique que la consommation de plus de phytoestrogènes provenant de plantes, telles que les graines de lin et les légumineuses, peut aider les niveaux d'œstrogènes des femmes à être équilibrés, ce qui peut améliorer l'ovulation et la régularité mensuelle.

Qualité du sperme et des ovules :

Antioxydants : riches en nutriments, les fruits, les légumes et les grains entiers aident à protéger les spermatozoïdes et les ovules des dommages causés par les radicaux libres. Une consommation suffisante de nutriments essentiels tels que le zinc, les vitamines E et C peut améliorer la croissance et la forme des spermatozoïdes ainsi que la qualité et la motilité des ovules.

Nutriments essentiels : Pour un développement sain des ovules et des spermatozoïdes, le folate, le fer et les acides gras oméga-3 sont essentiels. Les choix alimentaires naturels qui soutiennent une santé reproductive saine comprennent les légumes-feuilles, les lentilles et les poissons gras, qui fournissent ces nutriments sous leurs formes les plus pures.

Santé intestinale : La recherche indique que la fertilité est corrélée à une flore intestinale saine. Les vrais aliments, riches en fibres et en aliments fermentés, soutiennent un microbiote intestinal varié et avantageux qui peut avoir un effet positif sur l'équilibre hormonal et la santé générale, conduisant peut-être à de meilleurs résultats de reproduction.

Passé l'assiette :

Alimentation consciente : Manger en conscience aide à réduire le stress, connu pour entraver la conception. En mettant l'accent sur la saveur, la texture et le plaisir des aliments, les vrais aliments favorisent une alimentation consciente et favorisent un lien sain avec la subsistance.

Santé générale : une alimentation équilibrée, riche en aliments entiers et le maintien d'un poids santé favorisent la santé physique et mentale générale, ce qui peut à son tour améliorer les chances de conception.

Points cruciaux à retenir :

Même si les données sont encourageantes, des études plus approfondies sont nécessaires pour comprendre complètement les processus précis et les habitudes alimentaires idéales pour la fertilité.

Les limitations alimentaires et les exigences individuelles diffèrent. Pour créer un plan nutritionnel sûr et réussi et obtenir des conseils personnalisés, il est essentiel de parler à une diététiste spécialisée en fertilité.

Une approche équilibrée est essentielle et la vraie nourriture n'est pas une solution miracle. Rappelons que le maintien d'un mode de vie sain, qui inclut la gestion du stress et la pratique régulière d'exercices physiques, est crucial pour maximiser le potentiel reproductif.

En explorant la science derrière les effets de l'alimentation réelle sur la fertilité, nous pourrions en apprendre beaucoup sur la façon dont les décisions alimentaires peuvent soutenir un parcours de conception positif et sain. Mettre l'accent sur des repas complets et nutritifs est une étape essentielle pour prendre soin de votre corps et soutenir sa capacité naturelle à vivre. Gardez à l'esprit qu'il s'agit d'un voyage et non d'une destination.

Développer un système de soutien puissant et accéder aux ressources pendant votre parcours de fertilité

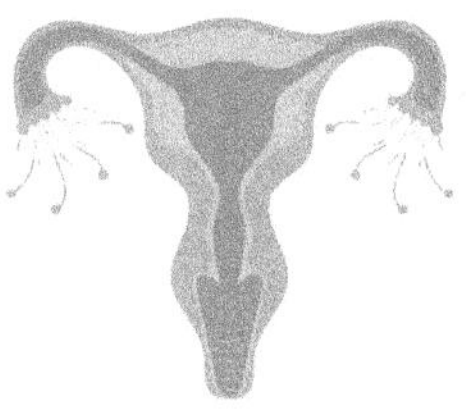

Conclusion

Le pouvoir de la vraie nourriture : cultiver une vie fertile et au-delà

Une véritable alimentation complète constitue une base solide pour une santé, un bien-être et une fertilité optimaux. Ce n'est pas simplement une mode. Adopter une alimentation variée et riche en nutriments peut vous aider à responsabiliser votre corps tout au long de votre parcours reproductif, à faciliter une grossesse saine et à créer un environnement propice à la conception.

Véritable aliment de fertilité :

Céréales entières : aident à maintenir l'équilibre hormonal, fournissent une énergie durable et favorisent le développement sain des spermatozoïdes et des ovules.
Les fruits et légumes colorés sont riches en antioxydants qui luttent contre le stress oxydatif et protègent la santé reproductive.
Bonnes graisses : elles améliorent la qualité des ovules et la santé des spermatozoïdes et sont nécessaires à la synthèse hormonale, à la santé cellulaire et à l'absorption des nutriments.
Sources de protéines maigres : favorisent le développement du fœtus, préservent la masse musculaire tout au long de la grossesse et aident à la croissance et à la réparation des tissus.
Minéraux et vitamines vitaux : jouent un rôle important dans le contrôle des hormones, la santé des ovules et des spermatozoïdes et le développement du fœtus, entre autres activités biologiques.
Avantages de manger de la vraie nourriture :

Améliore l'équilibre hormonal : la vraie nourriture donne à votre corps les nutriments essentiels dont il a besoin pour fabriquer et gérer les hormones, ce qui rend l'atmosphère plus propice à la conception.

Améliore la qualité des ovules et des spermatozoïdes : les repas complets fournissent les nutriments et les éléments constitutifs nécessaires au développement sain des spermatozoïdes et des ovules, ce qui augmente les chances de réussite de la conception.

Favorise une grossesse saine : manger de vrais aliments tout au long de la grossesse donne à votre corps et à votre bébé en pleine croissance la nutrition dont ils ont besoin, ce qui favorise à la fois la santé du fœtus et de la mère.

Améliore la santé générale : Faire de la nourriture authentique une priorité jette les bases d'une santé globale, qui finira par améliorer à la fois votre processus de reproduction et votre bien-être général.

Fertilité passée :

La vraie nourriture présente de nombreux avantages qui vont bien au-delà de la reproduction. Vous pouvez : Développer un lien positif avec la nourriture en prenant des décisions réfléchies et en mettant l'accent sur les éléments authentiques.

Gestion efficace du poids : manger de vrais aliments favorise la satiété et aide à maintenir un poids santé, deux éléments bénéfiques pour la santé générale et la fertilité.

Augmentez votre niveau d'énergie : des repas complets riches en nutriments vous fournissent une énergie durable qui vous permet de tenir le coup tout au long de la journée.

Réduire le risque de maladies chroniques : manger davantage d'aliments entiers plutôt que d'aliments transformés peut contribuer à réduire le risque de développer des maladies à long terme, notamment le diabète, les maladies cardiaques et certains types de cancer.

Encourager le bien-être mental : l'humeur, les performances cognitives et le bien-être mental général peuvent tous être influencés favorablement par une alimentation équilibrée et riche en aliments complets.

Effectuer le changement :

Passer à un régime alimentaire basé sur de vrais aliments ne doit pas être difficile. Voici quelques actions réalisables pour vous aider à démarrer :

Commencez modestement : commencez par remplacer progressivement les aliments transformés par des aliments entiers dans votre alimentation actuelle.

Planifiez vos repas : Il peut être plus facile de prendre des décisions saines et d'éviter les tentations malsaines en organisant vos repas et vos collations à l'avance.

Recherchez des recettes fraîches : essayez de nouvelles recettes qui nécessitent des aliments entiers pour trouver des façons de manger délicieuses et saines.

Cuisiner à la maison vous donne plus de contrôle sur les ingrédients et garantit que les aliments que vous mangez sont authentiques et purs.

Examinez les étiquettes des aliments : examinez attentivement les listes d'ingrédients et choisissez les articles contenant le moins de sucre ajouté et de transformation.

Rappelez-vous qu'adopter une alimentation authentique est un processus plutôt qu'un objectif final. Soyez gentil avec vous-même, reconnaissez vos réalisations et demandez des conseils personnalisés à des nutritionnistes qualifiés ou à des médecins spécialistes.

Faire d'une alimentation authentique une priorité et nourrir votre corps avec l'abondance de la nature peut vous aider à mener une grossesse réussie, à favoriser une vie fructueuse et à améliorer votre bien-être général pour les années à venir.

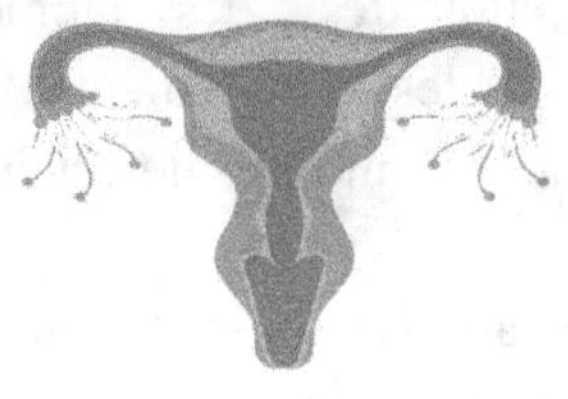

annexe

Exemples de plans de repas pour optimiser la fertilité

Voici deux exemples de plans de repas qui combinent des concepts d'optimisation de la fertilité, tandis que les plans de repas exacts peuvent varier en fonction des besoins et des préférences de chacun :

Premier exemple de plan de repas :

Pour le petit déjeuner:

Baies, amandes et graines de chia dans des flocons d'avoine

Granola et baies accompagnés de yaourt grec

Déjeuner:

Avocat, quinoa et mesclun dans une salade de saumon

Accorder du pain complet avec une soupe aux lentilles

Le dîner est

Poulet sauté aux légumes et riz brun

Des haricots noirs, du maïs et des haricots rouges sont ajoutés à un chili végétarien.

Grignotines :

Fruits et légumes (comme des bâtonnets de carottes avec du houmous et des tranches de pomme avec du beurre de noix)

Œufs durs

Graines et noix

Deuxième exemple de plan de repas :

Pour le petit déjeuner:

Avocat sur pain complet avec œufs brouillés

épinards, banane, lait d'amande et poudre de protéines dans un smoothie

Déjeuner:

Pain de blé entier sablé à la salade de thon, servi avec une salade d'accompagnement
Frites de patates douces et burger aux haricots noirs servis sur un pain de blé entier
Le dîner est

Chili à la dinde servi avec du pain de maïs de blé entier et du tofu cuit au four, accompagné de légumes rôtis et de riz brun
Grignotines :

Fruits au fromage cottage
Noix, graines et fruits secs dans un mélange montagnard

Les points importants:

Variété : en incluant une variété de catégories alimentaires, ces régimes fournissent une gamme de nutriments essentiels.
Céréales entières : Pour une consommation à long terme de calories et de fibres, les céréales complètes sont incluses dans la majorité des repas.
Fruits et légumes : Pour leurs avantages antioxydants, les deux régimes contiennent plusieurs portions de fruits et légumes.
Bonnes graisses : les noix, les graines, les avocats et l'huile d'olive sont inclus comme sources de bonnes graisses.

Protéines maigres : des sources de protéines maigres telles que le poisson, la volaille, les œufs, les lentilles et le tofu sont incluses dans les deux régimes.
Rappel:

Ce ne sont que des suggestions ; vous pouvez les modifier en fonction de vos goûts et de vos besoins nutritionnels.
Demandez conseil à un expert médical ou à un diététiste qualifié pour des recommandations individualisées basées sur vos besoins uniques et vos objectifs de reproduction.
Pour une santé et une fertilité optimales, concentrez-vous sur l'inclusion d'une gamme d'aliments complets et non transformés dans votre alimentation.
Il est essentiel de se rappeler que les résultats individuels peuvent différer et que ces habitudes alimentaires ne garantissent pas une augmentation de la fertilité. D'un autre côté, adopter de bonnes pratiques alimentaires et privilégier les repas riches en nutriments pourrait améliorer le bien-être général et peut-être favoriser la conception.

Suggestions de recettes supplémentaires (facultatif)

Un plat d'œufs brouillés, de haricots noirs, d'avocat, de salsa et de tortillas de blé entier pour le petit-déjeuner.

Gruau de nuit avec pouding au chia : Pour un petit-déjeuner riche en protéines, mélangez des graines de chia, du lait, du yaourt et vos fruits et noix préférés.

Un choix savoureux et copieux est l'omelette aux épinards et à la feta, composée d'épinards, de fromage feta émietté et de tomates séchées au soleil.

Déjeuner:

Salade de quinoa aux légumes rôtis : Pour préparer une salade colorée et riche en fibres, mélangez le quinoa avec des légumes rôtis comme des carottes, du brocoli et des pois chiches.

Une soupe nourrissante et apaisante, riche en fibres et en protéines, est la soupe aux lentilles servie avec du pain de blé entier.

Servez des hamburgers aux haricots noirs sur des petits pains de blé entier avec vos garnitures préférées pour une version savoureuse et saine d'un hamburger classique.

Le dîner est

Saumon au four accompagné de choux de Bruxelles rôtis et de patates douces : Les légumes rôtis et la patate douce fournissent des vitamines et des fibres vitales, tandis que le saumon au four contient des graisses et des oméga-3 bons pour le cœur.

Le poulet sauté au riz brun et aux légumes est une recette flexible qui vous permet d'utiliser vos propres légumes et sources de protéines.

Haricots noirs, haricots rouges et maïs combinés dans un chili végétarien rassasiant et riche en protéines.

Grignotines :

Bouchées énergétiques : Une collation rapide et nutritive, à base de flocons d'avoine, de beurre de noix, de fruits secs et de graines.

Mélange montagnard personnalisé : Mélangez des noix, des graines et des fruits déshydratés pour créer une combinaison de collations pratique et copieuse.

Les bâtonnets de légumes garnis de houmous constituent une trempette traditionnelle et saine.

Conseils supplémentaires :

Essayez de varier les herbes et les épices que vous utilisez pour rehausser le goût de vos aliments sans utiliser d'additifs nocifs.

Lorsque vous cuisinez, pensez à utiliser des graisses saines comme l'huile d'avocat, l'huile d'olive ou les noix et graines.

Pour les choix végétariens et végétaliens, recherchez les sources de protéines végétales, notamment les haricots, les lentilles, le tofu et le tempeh.
Pensez à rester hydraté pendant la journée en consommant beaucoup d'eau.
N'oubliez pas qu'il existe de nombreux plats délicieux et sains qui pourraient vous aider dans votre quête de fertilité ; ce ne sont que quelques recommandations. Amusez-vous, soyez inventif et appréciez le processus consistant à fournir à votre corps des aliments authentiques et sains.